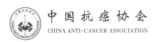

中国抗癌协会
CHINA ANTI-CANCER ASSOCIATION

肝脏保护

中国肿瘤整合诊治技术指南（CACA）

CACA TECHNICAL GUIDELINES FOR HOLISTIC INTEGRATIVE MANAGEMENT OF CANCER

2023

丛书主编：樊代明

主　编：陆　伟　张宁宁　陆伦根

　　　　任秀宝　田德安　韩国宏

U0244984

天津出版传媒集团

天津科学技术出版社

图书在版编目(CIP)数据

肝脏保护 / 陆伟等主编 . -- 天津 : 天津科学技术
出版社, 2023.3
("中国肿瘤整合诊治技术指南(CACA)"丛书 /
樊代明主编)
ISBN 978-7-5742-0945-9

Ⅰ.①肝… Ⅱ.①陆… Ⅲ.①肿瘤—诊疗②肝疾病—
诊疗 Ⅳ.①R73②R575

中国国家版本馆CIP数据核字(2023)第045104号

肝脏保护
GANZANG BAOHU

策划编辑：方　艳

责任编辑：胡艳杰

责任印制：兰　毅

出　　版：天津出版传媒集团
　　　　　天津科学技术出版社

地　　址：天津市西康路35号

邮　　编：300051

电　　话：(022)23332695

网　　址：www.tjkjcbs.com.cn

发　　行：新华书店经销

印　　刷：天津中图印刷科技有限公司

开本 787×1092　1/32　印张5.5　字数80 000
2023年3月第1版第1次印刷
定价:66.00元

编委会

丛书主编

樊代明

主　编

陆　伟　　张宁宁　　陆伦根　　任秀宝　　田德安　　韩国宏

副主编（以姓氏拼音为序）

曹宝山　　高艳景　　韩　风　　李良平　　李启炯　　李树臣

李晓武　　刘景丰　　刘也夫　　吕英谦　　聂勇战　　沈锡中

吴东德　　武　强　　徐　钧　　幺立萍　　张　宁　　诸葛宇征

编　委（以姓氏拼音为序）

白　研　　陈小兵　　樊海宁　　郭小平　　胡英斌　　英卫东

焦作义　　金永东　　李　铎　　李　铖　　李润美　　李文新

李相成　　李志伟　　梁　静　　林　婷　　刘韬韬　　马　良

孟金成　　彭　涛　　孙诚谊　　孙志强　　王　鲁　　王宏伟

王顺祥　　王育生　　魏小勇　　夏丽敏　　夏医君　　谢　青

信　涛　　徐　亮　　徐　琦　　徐建华　　晏　冬　　杨晋辉

杨长青　　易建华　　易永祥　　于乐成　　于松宁　　张缭云

赵　月　　朱　红　　庄　昊

目录 Contents

第一章

肝脏的结构与功能

一、肝脏的结构

肝脏（Liver）是人体重要的实质性器官，也是人体最大的消化腺。肝脏呈楔形，大部分位于右季肋部及上腹部，小部分位于左季肋区，右端圆钝，左端扁薄，可分上、下两面，前后两缘，左右两叶。正常成人肝重1200~1600 g，长 25~26 cm，宽 15~16 cm，厚 5~6 cm。肝上缘凸起与膈肌接触称膈面，下缘扁平与腹腔脏器接触称为脏面。肝膈面左、右肋弓间的部分与腹前壁相贴，右半部借膈与右肋膈隐窝和右肺底相邻，左半部借膈与心膈面为邻，后缘近左纵沟处与食管相接触。肝的脏面毗邻复杂，除胆囊窝容纳胆囊、下腔静脉肝后段行经腔静脉沟以外，还与右肾上腺、右肾、十二指肠上部、幽门、胃前面小弯侧及结肠肝曲紧邻。肝的脏面中部呈"H"形的沟裂，由左、右纵沟和横沟组成。横沟位于脏面正中，亦称肝门，有肝管、肝动脉、肝的神经、淋巴管及门静脉等出入。

（一）肝脏的分叶与分段

自胆囊窝中点，向后上方抵于下腔静脉左壁的肝正中裂为界，将肝分为左右两半。左、右半肝又各以叶间裂为界，分成尾状叶、左外叶、左内叶、右前叶和右后叶。由于外科手术的需要，肝脏依据门静脉、动脉等管道的分布进一步划分为功能段。Couinaud 分段体系以肝裂和门静脉及肝静脉在肝内分布为基础，可将整个肝脏分为8个肝段（I~VIII分别是尾状叶段、左外叶上段、左外叶下段、左内叶段、右前叶下段、右后叶下段、右后叶上段、右前叶上段）。每个肝段中心有门静脉、肝动脉和胆管的分支。肝右静脉将右叶分为右前叶及右后叶。肝中静脉将肝脏分为左右肝叶（或左右半肝）。这个平面从下腔静脉延伸到胆囊窝。镰状韧带将左叶分为内侧叶（IV）和外侧叶（II/III）。以门静脉水平为标志将肝脏分为上段和下段。左、右门静脉向上和向下分支，投射到各段的中心。

（二）肝脏的血液供应

和其他脏器不同，肝脏具有双重血液供应，分别是肝动脉系统和门静脉系统。其中肝动脉压力较高，血流量占入肝总体血流量的20%~30%，主要提供丰富的氧气。肝动脉主要是起源于腹腔干的肝总动脉，在发出胃右动脉和胃十二指肠动脉后，主干向上延伸形成肝固有动脉，再分别发出肝左动脉和肝右动脉进入左右半肝。门静脉系统压力相对低，血流量占入肝总体血流量的

70%~80%，内含丰富营养物质。肝门静脉主要由肠系膜上静脉、肠系膜下静脉和脾静脉汇合而成。

在第一肝门处门静脉主干又发出门静脉左支和门静脉右支分别进入左右半肝，在肝脏内与肝动脉分支伴行最终进入肝血窦内。

（三）肝脏的淋巴和神经

（1）肝脏的淋巴分为浅、深两组，浅组位于肝实质表面浆膜下，形成淋巴管网。深组在肝内形成升、降两干，升干随肝静脉出第二肝门，沿下腔静脉经膈注入纵隔后淋巴结；降干伴肝门静脉分支由肝门穿出，注入肝门淋巴结。

（2）肝脏的神经来自左、右迷走神经，腹腔神经丛和右膈神经。右膈神经纤维一部分分布于肝纤维囊，另一部分分布至肝内及胆囊和胆管。肝疾患所引起的右肩放射性疼痛，是经右膈神经传入的。肝痛常与肝大相伴随，而切割、烧灼、穿刺并不产生疼痛。一般认为肝痛是由于肝纤维囊及腹膜韧带牵拉所致。

（四）胆道系统

胆道系统主要由肝内外胆管以及胆囊构成。肝内胆管位于左右肝叶内，有多个分支，呈根系样，包括毛细胆管、小叶间胆管等。肝外胆管位于肝门外，与肝脏相邻，与肝内胆管相接，终端开口于十二指肠。肝外胆管分上下两段，胆囊管以上称肝总管，胆囊管以下称胆总管，与门脉平行形成双管结构，包括左肝管、右肝管、肝总管、胆总管。

（五）肝脏的组织结构

1.肝小叶

肝小叶是肝脏结构和功能的基本结构单位。肝小叶呈多面棱柱体，大小不均，平均长约2 mm，宽约1 mm，成人肝有50万~100万个肝小叶。每个肝小叶中央都贯穿一条静脉，称中央静脉，是肝静脉的属支。在肝小叶横断面，可见肝细胞排列成索状，围绕中央静脉呈放射状排列形成肝细胞索。肝细胞索有分支，彼此吻合成网。从立体结构上看，肝细胞排列呈不规则的、相互连接的板状结构，称肝板，相邻肝板互相吻合连接，肝血窦位于肝板之间，并经肝板上的孔道互相通连。肝细胞相对胞膜局部凹陷，形成微细小管，称毛细胆管，又称胆小管。胆小管互相连接成网。

2.肝细胞

肝细胞是构成肝小叶的主要成分，为多角形腺细胞，直径20~30 μm。每个肝细胞有1~2个核，位于细胞中央，有核仁，富含多种细胞器。电镜下，肝细胞内线粒体遍布细胞质内。线粒体是肝细胞进行功能活动的能量供应站，许多研究指出，肝小叶内不同部位肝细胞内的线粒体数量、大小、形态、酶含量和性质都各不相同，说明各部位肝细胞功能和代谢存在差异。肝细胞内含有丰富内质网和高尔基复合体，肝细胞许多重要功能活动与内质网和高尔基复合体有密切关系，粗面内质网与蛋白质合成有关，滑面内质网与糖原合成及解毒有关。

每个肝细胞有3种不同接触面，即相邻肝细胞接触面、肝细胞与肝血窦接触面和肝细胞与胆小管接触面。3种接触面的表面结构有不同，相邻肝细胞间有紧密连接复合体，使肝细胞与胆小管面及肝血窦面有许多微绒毛，有利于肝细胞呈现相应功能。

3.肝血窦

肝血窦位于肝板与肝板之间，并通过肝板上孔道彼此沟通，形成由一层内皮细胞构成的网窦壁。内皮细胞间有间隙，宽0.1~0.5 μm，内皮细胞膜上还有孔道。在肝血窦壁上还有一种具有极强吞噬功能的细胞，称库普

中国肿瘤整合诊治技术指南（CACA）

弗细胞（Kupffer 细胞）。细胞体积较大，呈不规则星形，其突起与窦壁相连，能做变形运动，具很强吞噬能力，可吞噬细菌及异物。电镜下，肝细胞与肝血窦内皮细胞间有间隙，称狄氏（Disse）间隙。肝细胞表面有许多微细绒毛伸入狄氏间隙内。此外，在肝细胞与血液间除内皮细胞外无其他屏障结构，因此，血浆内各种物质（除血细胞与血小板外）都能自由通过内皮细胞间隙和窗孔进入狄氏间隙内，与肝细胞充分接触，有利于肝细胞与血液间进行物质交换。

4.毛细胆管

毛细胆管（又称胆小管）是相邻两个肝细胞之间局部胞膜凹陷形成的微细管道，在肝板内连接成网。在苏木精-伊红染色法（hematoxylin-eosin staining，HE）染色中不易被看到，用银染法或腺嘌呤核苷三磷酸（adenosine triphosphate，ATP）酶组织化学染色法可清楚显示。电镜下，肝细胞的胆小管面形成许多微绒毛，突入管腔。靠近胆小管的相邻肝细胞膜形成由紧密连接、桥粒等组成的连接复合体，可封闭胆小管周围的细胞间隙，防止胆汁外溢至细胞间或窦周隙。当肝细胞发生变性、坏死或胆道堵塞而内压增大时，胆小管的正常结构被破坏，胆汁则溢入窦周隙，继而进入肝血窦，导致机体出现黄疸。

二、肝脏的功能

肝脏作为人体重要代谢器官具多种生理功能，主要包括：参与代谢、合成、解毒、转化、分泌胆汁及部分造血功能、免疫功能等。

（一）物质代谢

肝脏参与糖、脂类、氨基酸及蛋白质、维生素及激素等物质的代谢。

（1）糖代谢：肝脏中糖的代谢途径主要是糖异生、肝糖原合成与分解、糖酵解，在营养充足的情况下，过多的糖还可转化为脂类。

（2）脂肪酸代谢：肝脏在脂类的消化、吸收、分解与合成等过程中均起重要作用。肝脏是体内合成磷脂及胆固醇的重要场所，且将胆固醇转化为胆汁酸；肝脏可利用糖合成甘油三酯；肝脏还可分解脂肪酸及甘油三酯产生酮体为肝外组织供能。

（3）氨基酸及蛋白质代谢：氨基酸在肝内进行蛋白质合成、转氨及脱氨等代谢，合成的蛋白质经血流运输到全身各器官组织为其提供所需。肝脏还可将氨基酸代谢产生的氨合成尿素，并经血液流入肾脏，最终随尿排出。

（4）维生素代谢：肝脏是多种维生素储存和代谢的场所。

（5）激素代谢：人体产生的激素可在肝脏中灭活处理，以保持体内激素量的恒定。

（二）物质合成

肝脏能合成凝血因子、胰岛素样生长因子、促血小板生成素、血管紧张素原等物质。

（1）肝脏合成大部分凝血因子，包含凝血因子Ⅱ、Ⅴ、Ⅶ、Ⅹ，肝脏合成的凝血酶原、纤维蛋白原是非常重要的凝血因素。

（2）胰岛素样生长因子由肝脏合成，生长激素作用于肝脏表面生长激素受体，从而促进肝脏合成IGF-1，可直接反映机体生长激素水平。

（3）血小板生成素是一种蛋白激素，主要由肝脏分泌，其生物活性是刺激骨髓中巨核细胞分化、成熟及增殖，促进血小板生成，增加血小板数量。

（4）血管紧张素即血管收缩素或血管张力素，是由肝脏合成的一种血清球蛋白，能引起血管收缩，升高血压。

（三）解毒功能

肝脏是人体最主要解毒器官，不论从外部摄入还是自身代谢产生的有害物质，都需经肝处理解毒后随胆汁或尿液排出体外。

（1）氧化作用：如摄入乙醇后，乙醇先会被肝内的乙醇脱氢酶氧化成乙醛，乙醛又会被乙醛脱氢酶氧化成乙酸，最后乙酸被氧化成二氧化碳和水。

（2）结合作用：如蛋白质在肝代谢时会产生硫酸盐，硫酸盐可与大肠内食物残渣的腐败产物酚类和吲哚类结合，降低其毒性。

（3）分泌作用：可随胆汁分泌将一些重金属及肠道病菌排出体外。

（4）蓄积作用：有些毒物如吗啡等可在肝内蓄积，再逐渐排出体外，以减少中毒。

（5）吞噬作用：肝内含大量Kupffer细胞，对病菌及毒素有很强吞噬能力。

（四）分泌胆汁

胆红素的摄取、结合和排泄，胆汁酸及胆汁生成和排泄都由肝脏承担。肝细胞每天可分泌800~1000 mL胆汁，经胆管输送到胆囊，经胆囊浓缩后再排入小肠，帮助脂类消化和吸收。

（五）造血和凝血

胎儿肝脏为重要造血器官，成人肝脏能贮存血液并参与造血调节，具潜在造血功能。肝脏能合成多种凝血因子，肝脏合成的凝血酶原、纤维蛋白原是非常重要的凝血因素。如出现肝功损伤，机体凝血机制会出现明显异常，首先表现为凝血因子合成减少，活性减低，并且在受到脾功能亢进影响下，血小板会明显下降，导致凝血检查中的凝血酶原时间（PT）、活化部分凝血活酶时间（APTT）等明显延长。

（六）免疫功能

肝脏还是一个免疫器官，主要由 Kupffer 细胞、NK 细胞及由肝脏分泌的某些生物活性物质组成。在生理或病理条件下，不仅能非特异地吞噬和清除血流中的细菌、异物等抗原性物质，还具特异性免疫应答、控瘤免疫、内毒素解毒、抗感染、调节微循环及物质代谢等方面作用，从而维持内环境稳定。

第二章

肿瘤性肝损伤的
病理生理变化

肿瘤性肝损伤是指肿瘤本身，以及控瘤药物、手术、放疗、介入等治疗措施损害肝脏功能，使其代谢、合成、降解、解毒、转化、贮存、分泌胆汁，以及部分造血功能、免疫功能障碍，出现肝脏炎症、黄疸、凝血异常、严重感染、肝肾综合征、肝性脑病等临床表现的病理过程。

一、肿瘤治疗相关肝损伤的病理生理变化

（一）化疗药物相关肝损伤的病理生理变化

根据化疗药物所引起的肝脏生理病理变化不同主要分为肝细胞损伤型、胆管损伤型及混合型3种类型。①肝细胞损伤型：化疗药物及其代谢产物对肝细胞具有直接毒性，能抑制肝细胞DNA复制，导致RNA链断裂和蛋白质错误编码，干扰肝细胞ATP代谢，破坏肝细胞结构，导致剂量相关性肝细胞坏死。其肝脏病理生理学改变包括：肝细胞炎症坏死（小叶性肝炎）、脂肪变性及肉芽肿性病变。肝细胞损伤型常见的化疗药物包括异环磷酰胺、阿霉素、紫杉醇、顺铂、吉西他滨、卡莫司汀及甲氨蝶呤等。②胆管损伤型：化疗药物及其代谢产物对胆管具有直接毒性，可通过干扰肝细胞膜ATP酶活性而对肝内胆管产生直接毒性作用，减低肝细胞对胆汁的

代谢能力，造成胆汁淤积型肝损害，其引起的肝脏病理生理学改变包括：毛细胆管损伤；小胆管上皮损伤；小叶间胆管消失，呈原发性胆汁性胆管炎（primary biliary cholangitis，PBC）改变；以及大胆管损伤，也呈PBC样改变。胆管损伤型常见化疗药物包括氟尿嘧啶、卡培他滨、伊立替康、吡柔比星等药物等。③混合型：还有一些化疗药物同时具备两种病理生理学改变，称为混合型化疗相关性肝损伤（chemotherapy-induced liver injury，CILI）。混合型常见化疗药物包括多西他赛、奥沙利铂、阿糖胞苷等。

（二）靶向药物相关肝损伤的病理生理变化

靶向药物引起的肝脏病理生理变化主要通过非免疫机制和免疫机制实现。非免疫机制是指某些靶向药物经过肝脏P450酶系代谢产生自由基等毒性产物，与蛋白质和核酸等大分子共价结合或形成脂质过氧化，从而直接引起肝细胞膜、细胞器膜的损伤，最终导致肝细胞坏死和凋亡等病理生理改变。免疫机制是指靶向药物或其代谢产物作为半抗原引起变态反应形成抗原—抗体复合物，导致免疫反应，从而造成肝损伤。其引起的肝脏病理生理改变主要表现为：肝脏汇管区和小叶间隔，以及周围肝细胞呈碎片样坏死，伴炎细胞浸润，以淋巴细胞和浆细胞为主。肝细胞的持续性坏死，刺激胶原结缔组织增生及肝细胞再生结节形成，进而发展呈现纤维化样改变，同时伴肝内胆管及毛细胆管损伤，表现胆汁淤积的病理学特征。

（三）免疫治疗相关肝损伤的病理生理变化

免疫检查点抑制剂（immune checkpoint inhibitors，ICIs），增强免疫活化可引起类似自身免疫状态的炎症，ICIs所致的免疫介导的肝炎（immune-mediated hepatitis，IMH）是间接药物性肝损伤（drug-induced liver injury，DILI），为免疫反应增强所致，ICIs导致免疫相关不良反应（immune-related adverse events，irAEs）的机制为活化T淋巴细胞攻击正常肝组织、自身抗体的产生、细胞毒性T淋巴细胞相关抗原4（cytotoxic T-lymphocyte-associated antigen 4，CTLA-4）脱靶效应导致的抗体依赖细胞介导的细胞毒性作用，以及免疫细胞释放炎性因子介导组织免疫损伤。其引起的肝脏病理生理改变主要表现为：肝细胞坏死及肝细胞再生结节形成，进而发展成纤维化样改变，同时伴胆汁淤积病理学特征。

（四）肝癌局部治疗引起肝损伤的病理生理变化

针对肝内肿瘤局部的治疗方式，主要包括介入治疗：常规肝动脉化疗栓塞术（transcatheter arterial chemoembolization，TACE）、载药微球 TACE、肝动脉灌注化疗（hepatic arterial infusion chemotherapy，HAIC）、经皮消融治疗、射频消融治疗、微波消融（microwave ablation，MWA）、冷冻消融、经皮无水乙醇注射治疗（percutaneous ethanol injection，PEI）等。

TACE 引起的肝脏病理生理变化主要体现在以下几点。①栓塞后组织缺氧可致肝细胞产生、释放大量自由基，造成肝细胞损伤，并加重肝纤维化程度，还会激活溶酶体系统，抑制肝细胞 ATP 酶功能，造成肝细胞膜溶解断裂，降低肝细胞对化疗药物毒性作用的耐受性。②TACE 可激活慢性乙肝病毒感染者病毒 DNA，加重肝功能损害。③TACE 中少量栓塞剂由于反流、侧支及吻合支等原因进入非瘤肝组织，导致肝部组织发生缺血性损伤。④多次 TACE 治疗会加重化疗药物累积毒性损伤，从而引起肝细胞坏死，导致周围正常组织缺血缺氧加重。HAIC 引起的肝脏病理生理变化与化疗所引起的肝脏病理生理变化基本相同。

热消融治疗中产生的高热量引起瘤细胞不可逆凝固性坏死同时其热效应也会导致肝细胞变性坏死的病理生理学改变。此外最初直接热损伤停止后，热效应还产生后续间接组织损伤，包括肝细胞凋亡、肝脏微血管，以及相邻胆管损伤、缺血再灌注损伤等病理生理改变。射频消融相关血管损伤可致肝血管闭塞及局灶性缺血，引起缺血性肝细胞死亡及肝窦流出道阻塞所导致的肝内瘀血、肝损伤和窦性门静脉高压症等病理生理改变。

冷冻消融的病理生理改变表现为低温造成的直接肝细胞损伤，低温破坏肝细胞内的细胞器，导致肝细胞死亡。此外，在解冻阶段，出现的短暂充血变化和血管通透性增加，会导致毛细血管通透性增加、水肿和微血栓形成，继而出现局部血管损伤。同时部分患者免疫系统对冷冻消融破坏的组织致敏，引起冷冻刺激免疫组织损伤。

（五）放疗引起肝损伤的病理生理变化

放疗引起的肝脏病理生理变化：肝脏组织内水分子在射线照射后发生电离，形成大量氧自由基、过氧化物及羟基等自由基，造成生物膜结构被破坏，肝组织损伤，肝细胞坏死，肝功能丧失，最后肝细胞崩解。最常见的病理组织学特点为静脉阻塞性病变，肝小叶中央不同程度肝细胞变性、坏死，肝细胞索紊乱；中央静脉及血窦扩张、瘀血；胆管周围炎性细胞浸润，肝小叶内亦可见散在炎细胞浸润；中央静脉及血窦周围可见胶原纤维沉积；汇管区内胶原纤维沉积明显。

二、肿瘤合并疾病肝脏的病理生理变化

（一）病毒性肝炎

乙型及丙型肝炎病变基本相同，都是 HBV 及 HCV 作为嗜肝病毒感染人体后引起的免疫反应及免疫功能调节紊乱所致肝脏损伤。以肝细胞变性、坏死和凋亡为主，同时伴有不同程度炎细胞浸润、肝细胞再生和纤维组织增生，部分患者不经系统治疗易发展为肝硬化甚至肝癌。

（二）酒精性肝病（alcoholic liver disease，ALD）

酒精对肠黏膜屏障的破坏可能是酒精性肝病的先决条件。其中乙醇对黏膜的溶解及细胞屏障的破坏导致肠道通透性增加，从而使门静脉循环中细菌内毒素及肠源性脂多糖升高，这种起源于微生物的炎症信号可通过激活 TLR4（Toll 样受体 4）引发肝脏炎症。此外乙醇进入肝细胞后，经肝乙醇脱氢酶、过氧化氢体分解酶和肝微粒体乙醇氧化酶系二条途径氧化为乙醛。过量饮酒，大

量乙醛对肝细胞有明显毒性作用，直接和间接导致肝细胞变性、坏死及纤维化，严重时可发展为肝硬化甚至肝癌。

（三）代谢相关脂肪性肝病（metabolic associated fatty liver disease，MAFLD）

MAFLD 是一种代谢紊乱的肝脏表现，实际是一种代谢性疾病。非酒精性脂肪性肝病（non-alcoholic fatty liver disease，NAFLD）未反映其病因及病理生理特征，而代谢（功能障碍）相关脂肪性肝病被认为是一个更合适的总括性术语，NAFLD 应更名为"代谢相关脂肪性肝病"。代谢相关脂肪性肝病是遗传-环境-代谢应激机制造成肝脏病生理变化。可用脂肪代谢异常及胰岛素抵抗加以阐述：脂肪代谢异常体现在游离脂肪酸输送入肝增加，脂肪酸在肝线粒体β氧化下降，肝脏游离脂肪酸和甘油三酯上升，低密度脂蛋白分泌减少，甘油三酯转运障碍从而导致肝细胞发生脂肪样变和炎症坏死，形成脂肪性肝炎。炎症持续存在激活肝星状细胞，从而启动肝纤维增生，形成肝纤维化。进展性肝纤维化及持续炎症坏死可致肝小叶结构改建，最终形成肝硬化。胰岛素抵抗通过促进外周脂肪分解和高胰岛素血症，引起肝细胞内脂肪储积而致肝细胞脂肪变性并进一步发生炎症坏死进而发生肝硬化甚至肝癌。

（四）自身免疫性肝炎（autoimmune hepatits，AIH）

自身免疫性肝炎特征性肝组织学表现包括：界面性肝炎、淋巴-浆细胞浸润、肝细胞玫瑰花环样改变、淋巴细胞穿入现象和小叶中央坏死等。典型病理生理特征是肝内淋巴-浆细胞浸润，呈混合性单核细胞异常聚集，包括：CD8+细胞毒性T细胞、CD4+辅助性T细胞、B淋巴细胞、成熟的浆细胞和嗜酸性粒细胞。其中浆细胞的出现对本病诊断和鉴别诊断最有意义。炎症浸润多以汇管区为中心，常不伴汇管区结构破坏，少数患者（10%）可伴轻度胆管炎症，多不伴明显胆管损伤。在部分患者汇管区与周围肝实质间的界板受到侵犯，称之为界面性肝炎。界面性肝炎可与气球样变和"玫瑰花结"相伴发。在一些特别严重的病例中，可能会出现明显肝细胞融合坏死。急性起病的AIH患者病理学特点与隐匿起病者存在差异。以暴发性肝衰起病者组织学上的界面性肝炎、小叶性肝炎、小叶结构紊乱、肝细胞坏死、中央静脉周围坏死和亚大块坏死等特点更加明显，但与慢性患者相比，纤维化和肝硬化程度相对较轻。

（五）肝硬化

前述各种原因都可能演变成肝硬化，肝硬化的基本病理生理变化包括以下四点。①肝细胞功能障碍：上述肝细胞炎症性改变外，30%患者在诊断时组织学上还可表现为各种程度肝纤维化，包括桥接纤维化和明确的肝硬化。肝细胞脂肪变并不是AIH的典型特征，但常会合并存在。如有明显胆汁淤积、铁/铜沉积或明显肝细胞脂肪变，则需考虑其他病因。AIH也可与其他自身免疫性肝病重叠存在。肝细胞大量坏死、纤维化增生，肝实质总量减少，同时血管结构紊乱导致肝细胞营养障碍，肝细胞功能减退，因而合成血浆白蛋白及凝血因子减少，代谢氨及胆红素等有害物质能力下降。②门静脉高压症：门静脉高压症的病理生理比较复杂，主要体现在两个方面。其一，肝小叶结构破坏、纤维组织增生，门静脉系统阻力增加；其二，同时高动力内循环状态导致内脏血管扩张，门静脉回流量增加，最终形成门静脉高压，出现腹水、脾肿大、脾功能亢进及侧支循环建立等表现。③肝脏防御功能的改变：肝脏Kupffer细胞功能障碍，导致防御功能减弱、不能有效清除肠道经门静脉到达肝脏的细菌及毒素。④肠道微生态的改变：肠道微生物及代谢产物可通过肠–肝轴影响肝病患者代谢。肝硬化患者肠道菌群的多样性发生变化，微生物紊乱及相关微生物异位、内毒素异位导致其免疫功能障碍，反过来促进肝脏疾病进展。

（六）肝细胞癌（hepatocellular carcinoma，HCC）

肝细胞癌的病理生理是一个复杂的多步骤过程。各种因素相互作用是肝细胞恶性转化和肝细胞癌发生早期阶段的起源。这些因素包括遗传易感性、病毒和非病毒危险因素之间的相互作用、细胞微环境和各种免疫细胞及潜在慢性肝病的严重程度。微环境改变是癌症的关键特征之一，已知它参与恶性进展的所有阶段，从最初的转化阶段到侵袭，直至最后的转移。目前普遍认为肝细胞癌的病理生理是：在肝炎发生基础上广泛的肝细胞坏死，残存肝细胞结节性再生，结缔组织增生与纤维隔形成，从而导致肝小叶结构被破坏。有假小叶的形成，肝脏会逐渐发生变形、变硬而发展为肝硬化。此后肝硬化组织内出现成腺瘤样增生。继之，早期高分化肝癌出现在腺瘤样增生内，并且逐渐替代腺瘤样增生。其后HCC去分化，中度分化HCC在早期HCC内发育，形成结节内结节型肝癌。最后，结节内结节型肝癌持续进展成为进展性早期肝癌。此外新发再生结节直接发展为肝细胞癌也是可能的途径。在此过程中再生肝结节压迫周围血管和胆管等，导致门脉压力升高，可出现静脉曲张出血、脾肿大、血小板减少等门脉高压症状。原发性肝癌形成门静脉血栓或癌栓时，急性期造成管壁轻度炎症；慢性期可见静脉内膜呈串珠样增厚或残存内膜纤维化，不完全再通时可见管壁纤维化、管腔内大量蔓状血管通路或纤细分隔。门静脉小分支受累闭塞，形成闭塞性门静脉病，镜下可见血栓基本结构及血栓机化现象，血栓内多层胶原纤维预示反复血栓形成，机化血栓内可见肉芽组织及新生血管。原发性肝癌或肝转移瘤压迫门静脉时，严重者可出现肝衰竭。此外肝癌患者出现胆道损伤及胆道梗阻时，也会出现胆汁淤积及黄疸等临床表现。

（七）转移性肝癌

转移性肝癌主要是由全身其他部位原发的恶性肿瘤通过直接扩散、浸润转移、血行转移及淋巴道转移等方式在肝脏形成相应病灶。其相应的组织学特征与原发肿瘤相同或类似，癌细胞的转移的病理生理是多步骤的复杂过程，包括原发灶癌细胞脱落、透过脉管壁、进入血

循环或淋巴系统后的生存、选择着床组织或器官、着床后癌细胞生长分裂形成转移灶等。肝脏的细微结构亦可能对发生肿瘤产生影响，

肝脏血流经肝窦，窦内皮细胞和 Kupffer 细胞起到将癌细胞驻留的作用；肝脏丰富的双重血液供应亦有助于转移癌细胞栓子取得营养供应，而肝窦内皮细胞的特点是具有大小不一的孔隙；肝窦内尚有 Kupffer 细胞，它的特点是善于捕捉肝窦血流中的颗粒性物质，拦阻血流中肿瘤细胞的去路。伴随着 Kupffer 细胞的血小板更有助于将肿瘤细胞捕捉。肿瘤细胞若要能生存下来，必须穿过肝窦内皮细胞层达到 Disse 间隙，否则便会被 Kupffer 细胞包围和消灭。在 Disse 间隙，该处为肿瘤细胞的生长提供了优良的生长条件，既有从肝窦血流来的富于营养素的滤过液，又无其他细胞的对抗和干扰，因而肝脏内转移灶的发展往往比其他部位转移灶的发展快得多。

综上所述，多种慢性肝病可发展为肝癌，肝癌及全身转移的肿瘤又可位于具有基础慢性肝病的肝脏上，二者可互为因果，诊治时应兼顾思维，以整合医学的理论处理两种情况，才能达到一箭双雕的效果。

第三章

控瘤药物相关性肝损伤

控瘤药物分为化疗、靶向药物[酪氨酸激酶抑制剂（tyrosine kinase inhibitors，TKIs）等]、免疫检查点抑制剂（ICIs）、中草药等。药物性肝损伤是控瘤药物常见的药物不良反应，重者可致肝衰竭甚至死亡，控瘤药物引发的肝损伤是目前临床及基础研究的热点问题。

在药物性肝损伤中，控瘤药所致肝损伤居第2位。阿糖胞苷、氟尿嘧啶等化疗药导致肝损伤发生率为44%~100%，化疗药联用所致肝损伤较单药发生率显著增加。随着小分子TKIs应用进展，开启了控瘤药在肿瘤治疗中的新时代，其肝损伤发生率为5%~50%，3级及以上发生率为0.461%~26.3%。ICIs的出现使治疗发生巨大变化。ICIs诱发肝损伤的潜在危险因素包括剂量、自身免疫状态、程序性死亡受体（pro-grammed death-1 receptor，PD）PD-L1和PD-L2表达增加、潜在肝病、肝转移瘤等。研究表明CTLA-4抑制剂比PD-1和PD-L1抑制剂更易造成肝损伤。双免疫联合治疗如伊匹木单抗和纳武利尤单抗联用，较单独接受抗CTLA-4或PD-1药物治疗显著增加肝损伤风险。

中医药在控瘤治疗中应用日益广泛，中药引起的肝损伤一直是阻碍中医药在控瘤治疗中发展的关键。中国大陆地区住院患者药物性肝损伤的年发生率为23.8/10万人，其中中草药及膳食补充剂引起的药物性肝损伤占比26.81%。

一、化疗药物导致的肝损伤

（一）化疗药物分类及肝损伤特点

（1）烷化剂：用烷基代替DNA上的氢原子，导致DNA链内形成交联，阻止蛋白质合成而起作用。大多数已被证明会致短暂血清转氨酶升高，例如白消安、异环磷酰胺、奥沙利铂等少部分烷化剂有时也与严重急性肝损伤有关，通常是胆汁淤积，大剂量给药也可引起肝窦阻塞综合征，长时间给药可引起结节性再生性增生。

（2）细胞毒性抗生素：具抗生素活性的天然化合物，如丝裂霉素、放线菌素等控瘤作用机制多样，应用广泛。大多数都可引起肝损伤，高剂量或与其他化疗药物联用存在肝窦阻塞综合征风险。这类药常与其他控瘤药物联用，因此通常很难确定导致肝损伤的原因。

（3）抗代谢类：分为抗叶酸、嘌呤类似物、嘧啶类似物，主要是通过干扰DNA和RNA的合成起到控瘤作用。抗叶酸类甲氨蝶呤可引起血清酶急性升高，长期甲氨蝶呤治疗与血清肝酶轻度但频繁升高有关。所有嘌呤类似物、嘧啶类似物都具一定程度直接肝损伤潜能。氟尿嘧啶在大剂量给药时可引起高氨血症和昏迷快速发作，肝动脉输注氟尿苷时可引起胆囊和胆管瘢痕和炎症。

（4）激素类：分为抗雄性激素、抗雌性激素、选择性雌激素受体调节剂、促性腺激素释放激素类似物等，主要通过与激素受体相互作用起到控瘤作用。非甾体抗雄激素都与肝损伤有关。

（5）植物类：多是植物碱和天然产品，通过抑制有丝分裂或酶的作用，从而防止必需蛋白质合成。代表性紫杉烷类药物、长春花生物碱、拓扑异构酶抑制剂可能与治疗期间血清酶升高有关，但很少发生严重肝损伤。

（6）另有一些不易归类的化疗药，被归为杂类，肝损伤机制复杂，尚不明确。

（二）化疗药物肝损伤的临床特征

不同药物引起的肝损伤有不同的临床特征，依据症状、体征、辅助检查、病理结果不同，可对化疗药物性肝损伤进行分类。

（1）以血清酶升高为特征的表现。①单纯性血清酶升高：无症状或出现轻微非特异症状（乏力、腹胀、食欲减退），丙氨酸氨基转移酶（alanine aminotransfer-ase，ALT）、碱性磷酸酶（alkaline phosphatase，ALP）轻度升高为主，无明显 TBIL 升高。几乎所有化疗药，均有可能引起单纯血清酶升高。②急性肝炎：类似隐匿起病急性病毒性肝炎，潜伏期 2~24 周，可有明显非特异症状、免疫性过敏表现（发热、皮疹、嗜酸粒细胞增多）。实验室检查以明显转氨酶升高为主，ALP 升高不明显，R 值[（ALT 实测值/ALT 的 ULN）/（ALP 实测值/ALP 的 ULN）]> 5。肝活检以炎症型表现为主，最有可能导致急性肝衰。③急性肝坏死：潜伏期一般小于 2 周，与急性肝炎一定程度上存在重叠，起病较急性肝炎快速，症状一般较重，可出现免疫性过敏表现，及其他器官功能障碍。检验以明显转氨酶升高为主，ALP 升高不明显，R 值[（ALT 实测值/ALT 的 ULN）/（ALP 实测值/ALP 的 ULN）]> 5，黄疸出现较晚。病理以急性 3 区凝固性坏死伴少量小叶淋巴细胞浸润为主要表现，可致急性肝衰及肝硬化。常见致病化疗药物如甲氨蝶呤等。

（2）以胆汁淤积为特征的表现。①单纯性胆汁淤积：潜伏期 4~24 周，症状以黄疸、尿色加深、伴或不伴瘙痒为主。实验室检查以胆红素升高为主，总胆红素（total bilirubin，TBil）>2.5 mg/dL，ALT、ALP升高不明显，ALT <5倍正常值上限（upper limit of normal，ULN），ALP <2×ULN。病理提示为肝内胆汁淤积改变，伴轻微炎症或肝细胞坏死。激素类药物和硫唑嘌呤等抗代谢化疗药物可引起。②胆汁淤积型肝炎：潜伏期2~24周，症状常以疲劳和恶心开始，紧随其后是淤胆症状，可能会出现免疫过敏特征。化验以TBil升高为主，伴ALT、ALP升高，R值[（ALT实测值/ALT的ULN）/（ALP实测值/ALP的ULN）]<2。病理提示肝内胆汁淤积、炎症、坏死。③混合型肝炎：同时具备胆汁淤积型肝炎及急性肝炎特征。潜伏期4~24周，非特异症状、胆汁淤积表现，可能伴随免疫过敏表现。血清生化检测：ALT≥3× ULN，ALP≥2× ULN，且2<R<5，R=（ALT实测值/ALT的ULN）/（ALP实测值/ALP的ULN），伴胆红素升高。病理提示胆汁淤积、炎症、中重度坏死。

（3）以慢性病程为特征的表现。即慢性肝炎：慢性反复发生（大于3次）的轻度肝酶升高和/或胆红素升高，症状轻微。慢性肝炎的肝组织病理提示：门脉炎症，点状小叶炎症坏死伴界面性肝炎和不同程度的门脉纤维化。

（4）以脂肪肝表现为特征的表型。①非酒精性脂肪性肝病：潜伏期 3~12 个月，无症状或症状轻微，化验提示肝细胞损伤模式（R 值 [（ALT 实测值/ALT 的 ULN）/（ALP 实测值/ALP 的 ULN）] > 5）的血清酶升高，影像提示脂肪肝，肝活检提示脂肪变性、炎症和气球样变。停药后肝损伤和脂肪肝消退或减轻。致病药物有他莫昔芬等激素类药物、甲氨蝶呤等。②肝脂肪变性和乳酸酸中毒：特征是急性脂肪肝、肝功能障碍、乳酸酸中毒，症状可有乏力、腹胀、食欲减退、黄疸（可较晚出现），酸中毒引起的呼吸急促、意识障碍、甚至昏迷。化验可有血清酶、胆红素升高。影像提示脂肪肝。肝活检提示肝微泡脂肪变性（小滴脂肪）。致病化疗药物有：5-氟尿嘧啶等。

（5）以门静脉高压为特征的表现。①肝窦阻塞综合征/肝小静脉闭塞：症状可见腹痛、腹胀、体重增加和门静脉高压症（腹水、脾大、脾亢、食管胃底静脉曲张等）。肝窦阻塞综合征病理：早期有血窦扩张和红细胞外渗到 Disse 间隙，随后肝窦和小肝静脉出现胶原沉积，伴有进一步充血、小叶中心（3 区）坏死和肝小静脉明显闭塞。肝细胞坏死程度与血清酶升高幅度和峰值及缺血性坏死时间相关。虽然患者可从急性肝窦阻塞综合征中恢复过来，但也可能进一步发展为肝硬化和结节再生。致病化疗药物有：白消安、铂类等烷化剂、嘌呤等抗代谢类等。②肝脏结节性再生性增生：是一种非肝硬化性门静脉高压症，潜伏期超过6个月，可由长期使用化疗药物引起。无明显诱因出现隐匿门静脉高压症体征或症状（无力、腹水、脾大、脾亢、食管胃底静脉曲张等）。血清 ALT（<120 U/L，即<3×ULN）或 ALP（<345 U/L，即<3×ULN）轻微升高或无升高。肝活检显示极少或无纤维化结节。嘌呤类化疗药及甲氨蝶呤等可引起。

（6）以肿瘤为特征的表现。此类较为少见，其中患者长期使用雌激素，可能与肝腺瘤有关。雄激素类固醇与肝细胞癌发展及肝腺瘤和血管肉瘤罕见病例有关。

二、靶向药物导致的肝损伤

靶向药物目前主要分为激酶抑制剂、单抗及其他靶向药物。激酶抑制剂最易引起肝损伤。单抗靶向药被细胞代谢为小分子肽或氨基酸，对药物代谢酶或肝转运蛋白分子的活性无影响，一般认为较少引起肝损伤。目前靶向药物肝损伤机制尚未完全阐明，可能的机制如下。

（1）肝脏血运改变：靶向药物可通过抑制血管生成直接造成肝脏血运障碍或肝内微血栓引起肝损伤。贝伐珠单抗、雷莫西尤单抗等血管生成抑制剂可通过抑制血管生成直接造成肝脏血运障碍或肝内微血栓引起肝损伤。

（2）毒性代谢产物生成：某些靶向药物如仑伐替尼、索拉非尼等酪氨酸激酶抑制剂，经过肝脏细胞色素P450（cytochromep450，CYP450）酶系代谢产生自由基等毒性产物，与蛋白质和核酸等大分子共价结合或形成脂质过氧化，从而直接引起肝细胞膜、细胞器膜的损伤，最终导致肝细胞坏死和凋亡。激酶抑制剂导致肝脏毒性原因之一可能与药物P450的基因多态性有关。主要通过CYP3A4途径在肝脏中代谢，肝损伤可能与有毒中间体的产生有关。

（3）半抗原假说：靶向药物或其代谢产物作为半抗原引起变态反应形成抗原—抗体复合物，导致免疫反应，从而造成肝损伤，常可导致爆发性肝衰。

（4）肝炎病毒激活：靶向治疗前未充分评估肝脏本身存在的乙肝、丙肝感染状况，靶向治疗后抑制了人体的免疫力，使得乙肝、丙肝病毒激活，再次损伤肝脏。

芦可替尼和伊马替尼等靶向药物能够增加 HBV 复制，可能导致临床上明显的乙型肝炎病毒再激活进而造成肝功能损害。

目前，肝损伤发生的具体分子生物学机制尚不十分清楚，因此需要深入对靶向药物导致肝损伤的发生、发展关键信号通路的认识和关键靶点的发现，以期研发出能够针对毒性机制的保护药物，在不影响药物疗效情况下，减少患者肝损伤的发生。

三、免疫检查点抑制剂相关肝损伤

（一）免疫检查点抑制剂发展现状

免疫检查点是指位于效应 T 淋巴细胞上的一些激活性和抑制性受体调节开关，激活可使 T 淋巴细胞处于效应状态，抑制可使 T 淋巴细胞处于沉默状态。免疫检查点的功能包括减弱 T 细胞对特定抗原的激活，并防止剧烈的免疫反应和自身免疫。该过程反复暴露于抗原，导致促炎细胞因子产生减少，细胞毒性活性丧失，增殖潜力下降和凋亡活性增加。T 淋巴细胞要完全激活，需要多个步骤，包括抗原特异性细胞的克隆选择、淋巴组织中的激活和增殖，然后在靶组织中执行效应功能，这些步骤中的每一个都受免疫检查点蛋白的调节。肿瘤突变负荷产生肿瘤新生抗原，肿瘤上调 PD-1 等免疫检查点表达，从而发生免疫逃逸。ICIs 通过抑制 T 淋巴细胞沉默抗体，激活 T 淋巴细胞对肿瘤细胞的免疫应答从而发挥控瘤作用。CTLA-4 免疫检查点抑制剂（如伊匹木单抗）控瘤作用机制：一方面增强对肿瘤细胞具有杀伤效应的 T 淋巴细胞活性；另一方面抑制调节性 T 淋巴细胞活性，使辅助性 T 淋巴细胞（helper T lymphocytes，Th）或细胞毒性 T 淋巴细胞重新识别肿瘤新生抗原。PD-1 免疫检查点抑制剂（如信迪利单抗）与 PD-L1 免疫检查点抑制剂（如阿替利珠单抗）的抗肿瘤机制在于重启淋巴细胞增殖及细胞因子的产生，激活对肿瘤细胞的免疫再识别及杀伤。

目前临床上应用的 ICIs 有 CTLA-4 和 PD-1 及其配体（PD-L1）的单抗。

（二）免疫检查点抑制剂肝损伤机制

ICIs 增强免疫活化可引起类似自身免疫状态的炎症，称免疫相关不良反应（irAEs）。任何脏器都可受其影响，常见有皮肤、肝脏、胃肠道与内分泌腺。ICIs 通过靶向阻断肿瘤免疫逃避发挥作用，但会破坏机体免疫耐受平衡，从而引起免疫检查点抑制剂介导性肝炎

(immune-mediated hepatitis，IMH)。IMH 是间接药物性肝损伤为药物的生物作用影响宿主免疫系统时所导致的继发性肝损伤，为免疫反应增强所致，传统 DILI 是直接或特异性肝毒性引起。与特异质性 DILI 一样，间接肝毒性通常与给药剂量无关，潜伏期为数周至数月，临床表现各异。在发生 irAEs 的患者中一般控瘤效果较好，这或表明诱导控瘤免疫与自身免疫不良反应之间存在共同机制。

ICIs 导致 IMH 的机制为活化的 T 淋巴细胞攻击正常肝组织、自身抗体的产生、CTLA-4 脱靶效应导致的抗体依赖细胞介导的细胞毒性作用，以及免疫细胞释放炎性因子介导组织免疫损伤。

在正常的生理条件下，免疫检查点通过抑制树突状细胞介导的 CTLA-4 途径的活化或通过在炎症部位诱导 T 淋巴细胞衰竭 PD-L1/PD-1 途径来预防自身免疫事件的发生。细胞毒性 T 淋巴细胞在免疫治疗相关肝炎的发病机制中起核心作用，其机制为 $CD8^+T$ 淋巴细胞导致肿瘤细胞的破坏，并从正常组织中释放肿瘤抗原、新抗原和自身抗原。这被称为表位传播并导致免疫耐受性降低。这种效应与 TH1 和 TH17 的激活一起导致促炎细胞因子的产生，包括 IFN-γ 和 IL-17。因此，CD8⁺T 淋巴细胞的错位攻击及炎症因子的释放可能是造成肝损伤的机制。

四、控瘤中药相关性肝损伤

中药导致肝损伤可以分为以下几种情况。

（一）中草药直接导致肝损伤的可能机制

（1）中草药影响肝细胞 DNA 周期。如：黄药子（黄薯蓣的根茎）可通过抑制 miRNA-186-3p 和 miRNA-378a-5p 介导的周期蛋白依赖性激酶 1 表达，诱导肝细胞 G2/M 细胞周期阻滞。草醛素 A 也可通过抑制细胞 DNA 的复制，抑制肝细胞增殖。

（2）肝细胞线粒体功能障碍。如决明子可通过氧化应激，激活 BiP/IRE1α/CHOP 信号通路，进一步导致线粒体功能障碍，促进肝细胞凋亡。柠檬素可通过线粒体通透性转变，引起大鼠线粒体氧化损伤，导致 ATP 消耗和细胞色素 C 释放，最终触发细胞死亡信号通路。

（3）免疫损伤。某些中草药可激活炎症因子或信号通路，如：雷公藤可通过上调 toll 样受体信号通路激活小鼠体内 NKT 细胞，促脏局部炎症因子释放如肿瘤坏死因子 α（TNF-α）、IL-1β、IL-6、CXL1 和 MCP1 表达增加，促进肝细胞凋亡。芦荟大黄素可通过激活 NF-κB-P53 炎症-凋亡通路，导致肝细胞损伤。土三七通过上调 PAS 激活 TGF-β-Smad3 炎症信号通路，导致严重的肝肾毒性。

（4）诱导肝细胞铁死亡。如淫羊藿通过下调抑制铁死亡蛋白 GPX4 和 System x，上调促进铁死亡蛋白 ACSL4，引起肝细胞铁死亡。

（二）药物配伍不当

如人参，单药具有调节免疫、保肝、控瘤等作用，但人参和伊马替尼连用可出现明显的肝损伤，其机制与 CYP3A4 有关。绿茶提取物有减肥、遏制肿瘤发展和消炎的作用。藤黄常用于痈疽肿毒、溃疡湿疮、肿瘤、顽癣、跌打肿痛，创伤出血及烫伤。但绿茶提取物与藤黄两者合用，可引起中度至重度肝损伤。

（三）用药过量和/或用药时间过长

如齐墩果酸（oleanolic acid，OA）是一种天然的三萜化合物，在控瘤治疗方面具有发展前景，是国内广泛使用的肝保护药物。但 OA 在高剂量或长期使用后可引起肝毒性。胆汁酸代谢异常增加是 OA 肝毒性的关键因素。

（四）加工炮制不当

不合理炮制可能增加中草药肝损伤的风险，如生首乌或不规范炮制的何首乌的肝损伤发生风险高于规范炮制的何首乌。何首乌打粉饮片的肝细胞毒性显著强于何首乌块状饮片。

（五）外源性有害物质污染

中草药在生长、加工、炮制、储藏、运输等环节上受到污染或发生变质，导致中草药农药残留、重金属和微生物毒素等严重超标而引发肝损伤。

（六）品种混用

某些中草药存在同名异物、伪品混用的现象，如临床误以土三七作为三七使用而造成肝损伤。

五、控瘤药物性肝损伤的诊断

（一）控瘤药物相关性肝损伤诊断的基本条件

（1）有控瘤药物使用史。

（2）存在危险因素和药物以往的肝毒性信息。

（3）肝脏损伤发生在相应潜伏期，常在 1~4 周。IMH 可发生于首次使用后任意时间，最常出现在首次用药后 8~12 周。

（4）排除其他原因或疾病所致的肝功能损伤。

（5）停用控瘤药物后，肝功能指标有所改善。

（6）偶尔再次予控瘤药物后，再次出现肝功能异常，通常迅速激发肝损伤。其中（1）和（2）是诊断DILI的必要条件，（3）~（6）是非必要条件。

（二）控瘤药物相关性肝损伤的临床诊断标准

1.实验室检查

①ALT/AST≥5 ULN 或 ALP≥2 ULN，或是两种情况均出现；②ALT≥3 ULN，同时 TBIL>2 ULN；③血清 TBIL>2.5 mg/dL，同时伴有 AST、ALT 或 ALP 水平升高；④国际标准化比值（International normalized ratio，INR）>1.5，同时 AST、ALT 或 ALP 水平升高。

2.影像学检查

①腹部超声检查应常规进行。②所有疑似控瘤药物相关性肝损伤的患者都应常规进行腹部 CT 检查，以排除肝硬化，肝脏局灶性病变及肿瘤、胆道扩张或梗阻及胰腺病变。③根据临床情况，进一步考虑肝脏 CT 增强或 MRI、MRCP 或 PET-CT 扫描。④MRCP 无法确诊的肝内外胆道扩张或梗阻，必要时行 ERCP 检查。

3.病理学检查

经临床和实验室检查仍不能确诊控瘤药物相关性肝

损伤或需进行鉴别诊断时，下列情况应考虑肝组织活检：①经临床和实验室检查仍不能确诊控瘤药物性相关性肝损伤，尤其是自身免疫性肝病仍不能排除时；②停用化疗药物后，肝功能持续恶化时；③需要排除肝脏转移瘤时；④怀疑慢性控瘤药物相关性肝损伤或伴有其他慢性肝病，尤其是自身免疫性肝病时；⑤长期使用某些可能导致肝纤维化的药物。

CILI 的病理学诊断：不同类型药物，同一药物不同剂量，患者个体差异导致 CILI 的组织学病理特征存在相对差异。肝脏穿刺活检的病理类型包括：炎症型、胆汁淤积型、脂肪变型、血管损伤型。

4.RUCAM量表

对临床上怀疑控瘤药物相关性肝损伤的患者，推荐采用RUCAM 量表进行系统和客观评估。RUCAM 量表的评估包括发病时间、病程、危险因素、伴随使用的药物、非药物原因、既往使用的可能导致肝损伤的药物及再给药的反应 7 个方面。随后根据得分判断其相关性：依总评分结果，将药物与肝损伤之间的相关性分为 5 级：极可能（评分>8）、很可能（评分 6~8）、可能（评分 3~5）、不太可能（评分 1~2）和可排除

（评分≤0）。但最近提出的 RECAM 量表对控瘤药物性肝损伤的评估价值存在争议，需进一步临床实践验证。

（三）控瘤药物相关性肝损伤的临床分型、病程及严重程度分级

1.控瘤药物相关性肝损伤的临床分型

基于基线 ALT 和 ALP 的比值，将控瘤药物相关性肝损伤分为 3 种临床分型：肝细胞损伤型、胆汁淤积型和混合型。该临床分型是由 R 值来分类的，R 值被定义为血清 ALT 实测值/ULN 除以血清 ALP 实测值/ULN 的值。控瘤药物相关性肝损伤的临床分型：R≤2 定义为胆汁淤积型，2<R<5 定义为混合型，R≥5 定义为肝细胞损伤型。

2.控瘤药物相关性肝损伤的病程

基于病程分为急性控瘤药物相关性肝损伤和慢性控瘤药物相关性肝损伤。慢性相关性肝损伤定义为：肝损伤发生 6 个月后，血清 ALT、AST、ALP 及 TBil 仍持续异常，或存在门静脉高压或慢性肝损伤影像学和组织学证据。

3.控瘤药物相关性肝损伤的严重程度分级

根据《常见不良反应事件评价标准（CTCAE）5.0版》中 AST、ALT 或 TBIL 的分级对控瘤药物相关肝毒性

的严重程度进行分级。CTCAE 将严重程度分为 1~5 级，5 级指致死肝毒性。

表1 控瘤药物肝损伤严重程度分级

	1级（G1）	2级（G2）	3级（G3）	4级（G4）	5级（G5）
胆红素	1~1.5 ULN	1.5~3 ULN	3~10 ULN	>10 ULN	–
转氨酶（AST/ALT）	1~3 ULN	3~5 ULN	5~20 ULN	>20 ULN	–

ULN：正常值上限。AST：天冬氨酸转氨酶。ALT：丙氨酸转氨酶。

（四）诊断书写规范

1.控瘤药物相关性肝损伤诊断

（1）诊断命名（化疗药物、靶向药物、免疫药物、中药等所致肝损伤）。

（2）临床类型（肝细胞损伤型、胆汁淤积型、混合型、肝血管损伤型）。

（3）病程（急性、慢性）。

（4）RUCAM 评分结果或专家意见评估结果（极可能、很可能、可能、不太可能、排除）。

（5）严重程度分级（1级、2级、3级、4级、5级）。

2.诊断书写举例

（1）化疗药物相关性肝损伤，胆汁淤积型，急性，RUCAM 9分（极可能），严重程度3级。

（2）靶向药物性肝损伤，肝细胞损伤型，慢性，RUCAM 7分（很可能），严重程度2级。

六、控瘤药物相关性肝损伤的鉴别诊断

控瘤药物相关性肝损伤要与：病毒性肝炎、酒精性肝病、自身免疫性肝炎、脂肪性肝病、原发性硬化性胆管炎、α1-抗胰蛋白酶缺乏症、肝豆状核变性、血色病、肝转移瘤所致肝损伤等鉴别。

七、控瘤药物相关性肝损伤的治疗

（一）控瘤药物导致肝损伤的基本治疗原则

（1）原则上立即停用导致肝损伤的可疑控瘤药物，尽量避免再次使用可疑或同类药物，对不能停药的轻度肝损伤者，需在严密监控下减少控瘤药物用量。

（2）充分评估停药引起肿瘤进展和继续用药导致肝损伤加重的风险。

（3）根据控瘤药物导致肝损伤的机制和临床类型，针对性选用抗炎、抗氧化、解毒、肝细胞膜保护剂、利胆退黄等保肝药物。

（4）积极治疗病毒性肝炎、酒精性肝病、NAFLD等基础肝病。

（5）进展至急性/亚急性肝衰（acute liver failure/subacute liver failure，ALF/SALF）等重症患者可考虑人工肝支持，必要时行肝移植治疗。

（二）停药指征

1.停药原则

对疑似控瘤药物导致的肝损伤患者，当肝脏生化指标迅速升高时，应立即停用可疑控瘤药物，大部分患者在停用导致肝损伤的药物后预后较好，肝功能可恢复正常。由于大多数人对控瘤药物肝毒性适应性较强，ALT和AST暂时性波动很常见，真正进展为严重肝损伤和急性肝衰竭情况相对少见，所以多数情况下血清ALT或AST升高（≥3×ULN）而无症状并非立即停药的指征，且肿瘤患者用药过程中应慎重停药，可酌情减量。但出现TBil和/或INR升高等肝脏明显受损情况时，若继续使用控瘤药物则有诱发ALF或SALF的危险。

参考美国FDA及国内外相关DILI停药原则，推荐如出现下列情况之一应考虑停用可疑药物：

（1）血清ALT或AST>8×ULN。

（2）血清 ALT 或 AST>5×ULN，持续2周。

（3）血清 ALT 或 AST>3×ULN，且 TBil>2×ULN 或 INR>1.5。

（4）血清 ALT 或 AST>3×ULN，伴有逐渐加重的疲劳、黄疸、恶心、呕吐、腹胀、右上腹痛、发热、皮疹和/或嗜酸性粒细胞增多（>5%）。

2.免疫检查点抑制剂肝损伤再次用药和永久停药相关建议如表2。

表2 免疫检查点抑制剂肝损伤再次用药和永久停药建议

分级	项目	推荐
G1	免疫治疗	继续
	肝功能监测频率	每周 1~2 次,如肝功能稳定,适当减少监测频率
G2	免疫治疗	暂停免疫治疗;肝功能恢复至 G1 级且激素减量至每日 10 mg 泼尼松龙时可重新启用
	肝功能监测频率	每 3 天检测 1 次肝功能
G3	免疫治疗	暂停免疫治疗;肝功恢复至 G1 级且激素减量至每日 10 mg 泼尼松龙时可重新启用
	肝功能监测频率	1~2 天监测 1 次
G4	免疫治疗	永久停药
	肝功能监测频率	每天 1 次

（三）一般支持治疗

（1）适当休息。急性肝损伤尤其是有重症化倾向者早期应卧床休息，症状减轻后可少量活动，但要控制活动量。最好在餐后能安静休息 1~2 h，使血液集中于胃、肝、肠部，以利于肝脏血液循环。已婚的患者要酌情控制性生活频度，育龄妇女不宜怀孕，以利肝脏功能恢复。肝功能基本正常后，可适当增加活动。

（2）合理饮食。食欲不佳时饮食应以清淡为主，不宜进食高脂肪、高蛋白及高糖食物，因其对重症患者不但不能达到提供营养的目的，反而易产生有害代谢物质，增加肝脏负担。慢性肝病患者应注意补充高质量蛋白质，以利于肝脏修复，但每次摄入量不要过多，各类维生素也要保证供给。过去曾认为慢性肝炎患者应大量补充糖类，当前则认为此类患者多见糖耐受不佳，有糖尿病趋向者更易诱发糖尿病。

（3）保持良好生活方式。应避免酗酒和滥用药物。

（4）积极预防病毒性肝炎。应当加大对各类病毒性肝炎的预防意识，特别是对慢性乙肝病毒和慢性丙肝病毒的预防，控制病毒性肝炎在健康人群中传播。

（四）药物治疗

1.轻、中度肝细胞损伤型和混合型肝损伤

（1）抗氧化类药物。

双环醇可抑制肝细胞损伤时多种炎性因子的表达和活性，抑制活性氧基团（ROS）和一氧化氮（NO）的生成，因此，减轻炎症反应和氧化应激性损伤，稳定肝细胞膜和细胞器膜，改善线粒体功能，保护肝细胞核DNA的结构和功能，抑制肝细胞凋亡和坏死，从而达到抗炎保肝的作用。双环醇片 25 mg 或 50 mg，3 次/日，在治疗急性药物性肝损伤中显示良好疗效和安全性。此外，研究显示预防性应用双环醇片可显著降低高龄肿瘤患者、既往化疗出现肝损伤，以及恶性血液病大剂量化疗患者药物性肝损伤的发生率及其严重程度，且安全性好。

水飞蓟素能增高肝微粒体及线粒体膜浅层流动性，同时能降低肝微粒体及线粒体膜深层流动性，从而拮抗四氯化碳等毒物对肝微粒体及线粒体膜浅层流动性增加及深层流动性降低引起的肝损伤；还能增强细胞核仁内多聚酶A的活性，刺激细胞内的核糖体核糖核酸，增加蛋白质的合成，促进肝功能恢复。

（2）抗炎类药物。

常用药物有甘草酸制剂。甘草酸类制剂具有类似糖皮质激素的非特异性抗炎作用，而无抑制免疫功能的不良反应，可改善肝功能。目前甘草酸类制剂发展到了第4代，代表药物为异甘草酸镁注射液、甘草酸二铵肠溶胶囊。药理实验证明，该类药品可针对炎性通路，广泛抑制各种病因介导的相关炎症，减轻肝脏的病理损伤，改善受损的肝细胞功能。

（3）肝细胞膜修复剂。

此类代表药物为多烯磷脂酰胆碱。多不饱和磷脂胆碱是肝细胞膜的天然成分，可进入肝细胞，并以完整的分子与肝细胞膜及细胞器膜相结合，增加膜的完整性、稳定性和流动性，使受损肝功能和酶活性恢复正常，调节肝脏的能量代谢，促进肝细胞的再生，还具有减少氧化应激与脂质过氧化、抑制肝细胞凋亡、降低炎症、抑制肝星状细胞活化、防治肝纤维化。

（4）解毒类药物。

解毒类代表药物为谷胱甘肽（glutathione，GSH）、N-乙酰半胱氨酸（n-acetylcysteine，NAC）及硫普罗宁等，分子中含有巯基，可参与体内三羧酸循环及糖代谢,激活多种酶,从而促进糖、脂肪及蛋白质代谢,并能影响细胞的代谢过程,可减轻组织损伤,促进修复。研究显示硫普罗宁对预防化疗相关肝损伤具有一定疗效,给予200 mg硫普罗宁治疗后,化疗性肝损伤的发生率显著降低。

2.胆汁淤积型肝损伤

(1)腺苷蛋氨酸。

腺苷蛋氨酸可通过转甲基作用,增加膜磷脂的生物合成,增加膜流动性,并增加Na^+-K^+-ATP酶活性,加快胆酸的转运;同时通过转巯基作用,促进细胞内GSH和NAC的生成,增加肝细胞的解毒作用和对自由基的保护作用。此外,它能调控肝细胞的生长,还能调控肝细胞的凋亡应答,并能抗炎和抗纤维化。

(2)熊去氧胆酸。

熊去氧胆酸可促进内源性胆汁酸的代谢,抑制其重吸收,取代疏水性胆汁酸成为总胆汁酸的主要成分,提高胆汁中胆汁酸和磷脂的含量,改变胆盐成分,从而减轻疏水性胆汁酸的毒性,起到保护肝细胞膜和利胆的作用。熊去氧胆酸对肺腺癌患者使用派姆单抗而致的胆汁淤积型肝损伤有较好治疗作用。

3.重型肝损伤

重型肝损伤患者可选用NAC。NAC能刺激GSH合成，促进解毒以及对氧自由基反应的直接作用，维持细胞内膜性结构的稳定，提高细胞内GSH的生物合成。促进收缩的微循环血管扩张，有效增加血液对组织的氧输送和释放，纠正组织缺氧，防止细胞进一步坏死。重型患者临床越早应用NAC效果越好，总疗程不低于3 d。治疗过程中应严格控制给药速度，以防不良反应。成人药物性ALF和SALF早期，建议尽早选用NAC，视病情可按50～150 mg/(kg·d)给药，疗程至少3 d。对儿童药物性ALF/SALF，暂不推荐应用NAC。

4.糖皮质激素治疗

（1）基本原则。

糖皮质激素治疗应严格掌握适应证，适用于自身免疫征象明显且停用肝损伤药物后生化指标改善不明显甚至继续恶化者，充分权衡治疗获益和可能的不良反应，避免诱发或加重感染、消化道出血、高血压、高血糖、骨质疏松等不良反应。

（2）糖皮质激素在免疫检查点抑制剂肝损伤中的应用。

表3　糖皮质激素在免疫检查点抑制剂肝损伤中的应用

分级	项目	推荐
G1	激素干预	－
G2	激素干预	泼尼松龙 0.5～1 mg/kg 口服，如肝功能好转，缓慢减量，总疗程至少4周； 泼尼松龙剂量减至≤10 mg/d，且肝脏毒性≤G1级，可重新ICIs治疗
G3	激素干预	AST 或 ALT < 400 U/L，且胆红素/凝血/白蛋白无异常，开始泼尼松龙 1mg/kg 口服； AST 或 ALT > 400 U/L，或胆红素升高/凝血异常/白蛋白低，开始甲泼尼龙/泼尼松龙 2 mg/kg 静脉输注，肝功能恢复至 G2 级等效改为泼尼松龙口服并继续缓慢减量，总疗程至少4周
G3	后线治疗	激素治疗 2～3 d 无改善，可加用吗替麦考酚酯（MMF）500～1000 mg，2 次/d 或抗胸腺细胞球蛋白（ATG）； MMF治疗效果不佳可加用他克莫司； 激素和MMF等治疗无效或效果不佳或患者同时使用其他控瘤药物，建议肝病专家会诊
G4	激素干预	甲泼尼龙 2 mg/kg 静脉输注，肝功能恢复至 G2 级后可改为口服并继续缓慢减量，总疗程至少4周
G4	后线治疗	激素治疗 3 d 无改善，考虑加用 MMF 500～1000 mg，2 次/d； MMF治疗效果不佳可加用他克莫司

5. 联合用药

保肝药物不是用得越多越好，而应根据患者不同的病因、病期和病情，针对性地选择2~3种联用。对于肝脏损伤较重情况，可以根据不同药物的作用机制和作用位点应用，不同药物合理的联合应用可望更好地发挥保肝作用。如甘草酸类制剂和抗氧化类药物（双环醇、水飞蓟素）分别作用于炎症因子产生前、后的各阶段，两药配合使用一方面可减少炎症因子的继续产生，避免肝损伤的继续加重；另一方面可中和已产生的炎症因子，减轻已造成的损伤。抗炎类药物（甘草酸类）与肝细胞膜修复剂（如多烯磷脂酰胆碱）联用可从不同环节起到保肝作用。抗氧化类药物（如双环醇）与抗胆汁淤积药物（如腺苷蛋氨酸、熊去氧胆酸）联合应用，可从保护肝细胞和抗胆汁淤积两个方面治疗混合型肝损伤。

6.抗 HBV 治疗

肿瘤患者在应用化疗药物、分子靶向药物、免疫检查点抑制剂时，均面临 HBV 再激活的风险。

（1）所有接受化学治疗、免疫检查点抑制剂治疗的患者，起始治疗前均应常规筛查 HBsAg、抗 HBc。对 HBsAg 阳性者，在开始免疫检查点抑制剂及化学治疗药物前 1 周或至少同时进行抗病毒治疗，应用一线核苷（酸）类似物（NAs）如：恩替卡韦（entecavir，ETV）、富马酸替诺福韦酯（tenofovir disoproxil fumarate，TDF）

或富马酸丙酚替诺福韦片（tenofovir alafenamide fuma-
rate，TAF）。对于 HBsAg 阴性、抗 HBc 阳性者，若使
用B细胞单克隆抗体或进行造血干细胞移植，建议应用
ETV、TDF 或 TAF 抗病毒治疗。

（2）靶向药物芦可替尼、伊布替尼、伊马替尼和尼
罗替尼等也可引起HBV 再激活，在开始治疗之前，应筛
查检测患者乙肝病毒标志物和 HBV-DNA，对于HBsAg
阳性者，应用ETV、TDF 或 TAF 预防 HBV 再激活。

（3）对合并 HCV 感染者，所有 HBsAg 阳性者都应
筛查抗-HCV，如为阳性，则需进一步检测HCV RNA定
量。HCV-RNA 定量阳性者均需应用直接抗病毒药物
（direct acting agents，DAA）治疗。此类患者有发生
HBV 再激活的风险，因此在应用抗-HCV 治疗期间和停
药后 3 个月建议联合恩替卡韦、TDF 或 TAF 抗病毒治
疗并密切监测。HBsAg 阴性、抗 HBc 阳性者应用DAA
治疗丙型肝炎过程中也有 HBV 再激活的风险，建议每
月监测血清 HBV-DNA 定量和 HBsAg，若出现转阳，建
议应用NAs。

（4）按抗 HBV 应答顺序，肝损伤患者的抗病毒治
疗应达到以下目标：① HBV-DNA 达到 NAs；②保持

ALT 长期在正常范围内；③实现 HBeAg 阳性患者 HBeAg 转阴/血清学转换；④HBsAg 水平降低或消失，或 HBsAg 血清学转换。对于慢性乙型肝炎（chronic hepatitis B,CHB）患者予以积极有效的抗病毒治疗是防范控瘤治疗相关肝损伤的重要预防措施。对于CHB患者的抗病毒治疗建议选择一线 NAs 或 Peg-IFN-α 和干扰素-α（IFN-α）治疗，并根据患者对药物的应答情况及时调整治疗方案。对于正在进行抗病毒治疗的CHB患者，评估控瘤药物相关性肝损伤治疗效果指标为：HBV-DNA 小于高灵敏度检测方法的下限，HBsAg 转阴及 ALT 长期在 ULN 以下。对CHB患者的抗病毒治疗，其主要目标是应尽可能利用目前药物和治疗方案争取达到HBsAg 清除，即功能性治愈。对于通过抗病毒治疗达到 HBsAg 消失的肝硬化患者（临床治愈），仍需定期随访监测。

（五）人工肝治疗

在控瘤治疗中导致的肝损伤除了药物治疗外，对于疾病进展迅速或出现肝功能衰竭的患者，非生物型人工肝治疗是一种可选择的治疗方法。

非生物型人工肝支持治疗已成为肝衰竭的重要治疗方法，在不同药物导致的重症肝炎及肝功能衰竭中得到广泛应用，其临床疗效已在不同研究中得到证实。免疫治疗在控瘤治疗中产生的免疫相关不良事件增多，其中包括不同程度免疫相关肝损伤甚至肝衰竭。此外，人工肝技术可辅助去除致病性抗体、趋化因子和细胞因子来调节免疫环境，由于许多ICIs具有较长的半衰期，人工肝技术增加ICIs的清除率可能会降低免疫相关不良事件的严重程度和持续时间，并有助于心肌炎、重症肌无力等肝外免疫相关不良事件的改善。目前有多项研究，分别报道了不同肿瘤患者中应用血浆置换、双重血浆分子吸附系统治疗ICIs及TKI导致的肝功能衰竭及严重胆汁淤积的病例，结果显示治疗后肝酶恢复，胆红素水平降低，凝血功能改善。这些研究表明人工肝在控瘤治疗导致的肝损伤中有改善肝功能的作用，尤其对于危及生命的肝衰患者，人工肝治疗可迅速减缓疾病进程并防止其恶化，减少肝功能恢复时间并为后续的控瘤治疗提供条件。人工肝技术的发展使其在控瘤治疗中不同类型及严重程度的肝损伤中具有不同的应用价值，但目前仍缺乏更多的队列研究等高质量的证据支持，且治疗时机、治疗方式、联合模式的选择及治疗疗效的评价仍需要进一步研究。

1.人工肝治疗的时机

（1）极度乏力，并有明显厌食、呕吐和腹胀等严重消化道症状。

（2）ALT 和/或 AST 大幅升高，黄疸进行性加深（85.5 μmol/L<TBil<171 μmol/L）或每日上升≥17.1 μmol/L。

（3）有出血倾向，40%<凝血酶原活动度<50%（INR<1.5）。

（4）出现肝性脑病、肝肾综合征、肝肺综合征。

2.人工肝治疗适应证

（1）各种原因所致的急性、亚急性和慢性肝衰竭进展期；晚期肝衰竭患者也可进行治疗，但并发症增多，治疗风险大，患者获益可能减少，临床医生应权衡利弊，慎重进行治疗，同时积极寻求肝移植机会。

（2）严重胆汁淤积型肝损伤，各种原因引起的严重高胆红素血症患者。

（3）其他疾病：如合并严重肝损伤的脓毒症或多器官功能障碍综合征。

3.人工肝治疗相对禁忌证

（1）严重活动性出血或弥散性血管内凝血者。

（2）对治疗过程中所用血制品或药品如血浆、肝素和鱼精蛋白等严重过敏者。

（3）血流动力学不稳定者。

（4）肿瘤多发转移，伴有血管瘤栓者。

（六）肝移植

1.肝移植的适应证

（1）对于急性/亚急性肝衰竭、慢性肝衰竭患者，终末期肝病模型 MELD 评分是评估肝移植的主要参考指标，MELD 评分在 15~40 分是肝移植的最佳适应证。

（2）对于慢加急性肝衰竭，经过积极的内科综合治疗及人工肝治疗后 MELD 评分在 15~40 分，且无明显改善者。

（3）对于合并肝癌患者，需符合米兰标准：单个肿瘤直径≤5 cm；多发肿瘤少于 3 个，最大直径≤3 cm。

2.肝移植的禁忌证

（1）难以根治的肝外恶性肿瘤，或恶性肿瘤多处转移。

（2）持续严重的感染，细菌或真菌引起的败血症，感染性休克，严重的细菌或真菌性腹膜炎，组织侵袭性真菌感染。

（3）脑水肿并发脑疝。

（4）循环功能衰竭，需要血管活性物质维持，且对血管活性物质剂量增加无明显反应。

（5）严重的呼吸功能衰竭，需要最大程度的通气支持或者需要体外膜肺氧合支持。

（七）诊疗方案的制订

因为控瘤导致肝脏损伤，其诊疗往往需要兼顾基础肿瘤疾病及肝脏损伤，所以需要肿瘤内科、肝内科、肿瘤外科、介入科、化疗科、生物治疗科、放疗科等多学科整合诊疗 MDT to HIM 模式，根据患者预期生存获益整合判断，以确定最佳的整合治疗方案。

第四章

手术治疗相关性肝损伤

肿瘤外科引起的肝脏损伤多见于肝胆肿瘤手术对肝组织直接的作用而造成的肝损伤，非肝胆肿瘤手术通过间接的作用也会引起相关的肝损伤。

一、肝胆肿瘤手术所致肝脏损伤

肝切除术越来越多用于各种良性和恶性肿瘤的治疗，尽管围术期管理和手术技术在不断提高，但手术范围的扩大，分期手术、二次手术及靶免治疗后转化的患者给肝切除术带来了新挑战，手术所致肝功能损伤影响患者预后。肝功能损伤主要表现为转氨酶升高、黄疸、低蛋白血症、腹水、凝血功能障碍，重者出现肝衰、肝昏迷等。肝切除术后肝衰（posthepatectomy liver failure，PHLF）是肝切除术后主要死亡原因。根据目前定义PHLF发生率为8%~12%，主要危险因素包括肝脏基础疾病、切除范围和术中操作等。肝细胞癌和肝门胆管癌切除后PHLF发生率高于结直肠肝转移肝切除。PHLF发生绝大多数与败血症、器官衰竭和肝性脑病有关，多出现于术后1个月之内。

（一）原因

肝切除术后肝损伤甚至肝衰因素非常多，主要包括患者因素、肝病背景、手术相关因素和术后并发症等。

1.患者因素

男性较女性术后肝衰发生率更高。年龄超过65岁、肥胖（BMI>30 kg/m²）、营养不良、糖尿病、肾功能不全等都是术后肝衰的危险因素。

2.基础肝病因素

基础肝病因素包括肝硬化、肝纤维化、脂肪肝等；术前化疗导致肝窦瘀血、脂肪性肝炎；胆汁淤积、高胆红素血症、胆管炎等均是术后肝功能失代偿的危险因素。既往CHB患者由于手术引起肝炎活动，可造成术后肝功能损伤。其他肝炎病毒、免疫性肝病等也会造成肝损伤（或肝功能异常）。

3.手术相关因素

肝切除范围过大，特别是超过4个肝段，剩余有功能肝体积不足，是术后肝功能不全的主要原因，尤其是硬化的肝脏，切除范围超过肝体积50%，术后发生肝衰的可能性大。联合其他脏器切除如结肠及血管切除重建，与术后肝损伤（或肝功能异常）和肝功能不全相关。

肝切除术中由于肝组织离断造成机械性损伤，游离肝周韧带翻转右肝对肝组织挤压伤，术中阻断肝门时间过长所造成肝细胞热缺血再灌注损伤。术中或术后大出血（>1200 mL）及输血致循环障碍、低血压、肝脏缺氧等，引起肝组织破坏，出现术后肝功能异常。肝脏缺氧是长期重症监护和更高死亡率的独立危险因素。

肝切除过程中对所保留的肝叶或肝段血管或胆管的损伤，包括 Glisson 及肝静脉的损伤，会引起相应肝叶及肝段缺血、瘀血或淤胆，造成程度不同的肝组织破坏，这种情况常见于不规则肝切除。

第一或第二肝门血管的损伤也是术后肝功能失代偿的因素之一。肝门胆管癌手术，或胆囊癌及肝内胆管癌等需行肝门淋巴结清扫的操作，或肿瘤累及肝动脉，有可能引起肝固有动脉损伤，在无副肝血管和充分侧支血管情况下，术后肝内胆管缺血缺氧可致慢性肝功能异常，胆红素升高，肝脓肿形成。如果术中进行血管切除及重建需注意术后血栓形成风险。诊断可通过超声、强化 CT（或增强 CT）或血管造影证实。右侧半肝切除术后左肝发生扭转会影响肝静脉回流，导致肝脏瘀血。

4.术后并发症

术后腹腔感染，肝切面出血渗出导致积液，创面合并小胆瘘，引流不畅易出现感染并形成脓肿。肝切除后残留过多坏死肝组织也会继发感染。腹水合并肠道菌群移位是术后感染主要原因之一。胆肠吻合口狭窄及胆道感染可引起继发肝功能损伤。恶性肿瘤复发累及胆总管、肝动脉或门静脉引起梗阻性黄疸或肝组织缺血损害。

（二）诊断标准

肝胆肿瘤术后肝损伤主要表现血清酶学升高、黄疸、低蛋白血症、腹水及凝血功能异常等，重者出现肝衰的表现。肝切除术后肝衰的诊断标准很多，目前常用"50-50标准"和国际肝脏外科研究小组（ISGLS）标准。

有研究提出的"50-50标准"对PHLF进行了客观定义：术后第5天或以上凝血酶原时间PT<50%（INR>1.7）及血清TBil>50 μmol/L（>2.9 mg/dl），即可诊断为PHLF。"50-50标准"具客观和量化的优势，有一定预测价值，但因只考虑两个指标，仅用于早期PHLF诊断。

2011年，ISGLS在既往PHLF研究基础上，提出PHLF的推荐定义和严重程度分级标准。将PHLF定义为肝维持其合成、分泌和解毒功能的能力受损，特征是术后第5天或之后，INR增加，并伴高胆红素血症（根据当地实验室正常限值）。PHLF严重程度应根据其对临床管理的影响分级。A级PHLF不需改变患者的临床管理。B级的临床治疗有异于常规治疗，但不需侵入性治疗。需侵入性治疗则为PHLF C级。患者PHLF根据所需治疗中最差的确定标准进行分级。

表4 ISGLS PHLF 分级标准

	A级	B级	C级
特殊治疗	不需要	冰冻血浆 白蛋白 每日利尿剂 无创通气 转移至中级/重症监护病房	转移到重症监护病房循环支持(血管活性药物) 需要葡萄糖输注血液透析 插管和机械通气体外肝支持抢救肝切除/肝移植
肝功能	INR<1.5 无神经症状	1.5≤INR<2.0 开始出现神经症状(即嗜睡和混乱)	INR≥2.0 严重神经症状/肝性脑病
肾功能	尿量 >0.5 mL/kg·h 尿素 <150 mg/dL	尿排量 ≤0.5 mL/(kg·h) 尿素氮 <150 mg/dL 无尿毒症症状	使用利尿剂无法控制的肾功能障碍 尿素氮 ≥150 mg/dL 尿毒症症状
肺功能	血氧饱度>90%，可通过鼻插管或氧气面罩提供氧气	吸氧后血氧饱和度<90%，尽管通过鼻插管或氧气面罩提供氧气	严重难治性低氧血症(高浓度吸氧后血氧饱和度≤85%)

	A 级	B 级	C 级
附加评估	不需要	腹部超声/增强CT； 胸部 X 线摄影； 痰、血、尿培养； 脑增强 CT	腹部超声/增强CT； 胸部 X 线摄影； 痰、血、尿培养； 脑增强 CT； 颅内压监测装置

（三）预防

在尚无有效药物治疗情况下，最好是通过对肝功能详细评估、优选手术患者和对潜在风险病人的严密监测及维护来降低发生风险。

1.肿瘤的精确定位与手术合理规划

术前和术中肿瘤的精确定位、合理的手术规划对预防肝切除所致肝损伤的预防十分重要。术前彩超、增强CT 及 MRI 可精确定位肿瘤肝内位置及其与 Glisson 系统及肝静脉系统的关系，从而进行术前的手术规划。通过软件行三维重建可直观肿瘤和肝内管道解剖关系，更加精准进行术前规划。术中超声可在肝脏表面自由进行各个切面超声扫查，进一步明确术前影像规划。肝段肝叶染色及 ICG 分子荧光导航用到解剖性肝切除，可从肝表面到肝内部显示直观的肝脏离断面。这种完善术前和术中影像信息便于术者精准确定肝切面位置，预知切面所遇到的管道，确切切除肿瘤的同时，避免术中损伤保留侧肝实质及其流入流出道，减少保留功能肝组织的缺血及瘀血。

2.术前肝脏功能评估

评估肝脏储备功能方法很多，主要包括肝脏血清生化学试验、综合评分系统、肝脏功能定量试验、肝实质及脉管病变的影像学评估、肝脏体积测量等。

（1）血清生化指标。

ALT、AST 等在肝细胞坏死或细胞膜损伤时释放到血液，是肝损伤的敏感指标。术前 ALT 在 2×ULN 以上，需在术前给予护肝药物。术前 ALT 在（2~10）×ULN，应在护肝治疗 1 周后复查，如 ALT 显著下降，可按期手术，反之则应延期手术。对术前 ALT 高于10×ULN，应暂缓手术。胆道梗阻和胆汁淤积可导致 ALP 和谷酰转肽酶（gamma-glutamyl transpeptidase，GGT）升高。胆红素反映肝细胞摄取、结合、转化和排泄功能，既是肝细胞损伤也是肝功能的指标。肝脏特异合成蛋白如白蛋白（ALB）、凝血因子Ⅱ、Ⅴ、Ⅶ、Ⅹ，是肝细胞合成功能的重要指标。血浆 ALB、PT、INR 是目前常用的肝功能指标，多与其他指标联用或作为评分系统中项目使用。术后第 2 天 INR>1.60 是发生 PHLF 的危险因素。血清生化指标有助于对肝组织损伤及其程度做出大体判断，可作为非肝脏手术患者术前肝脏功能代偿状态评估方法，但不能作为肝脏手术术前精确评估肝脏储备功能和预测术后肝衰的可靠指标。

对术前应用化疗、介入及靶向免疫治疗患者，肝功能在术前有损伤，应等待药物性肝损伤的消除，肝功能恢复正常再行外科手术。术前应充分评估肝切除范围，尽可能保留有功能肝实质。

（2）肝纤维化指标。

肝纤维化指标是评估慢性肝病进展和疗效、衡量炎性活动度、纤维化程度的重要依据，目前主要采用瞬时弹性扫描等对肝纤维化程度进行评估。

（3）肝硬化及门脉高压评估。

肝硬度测量可通过超声和 MR 弹性成像技术获得。术前肝硬度测量可用来评估肝脏储备功能，预测 PHLF。门静脉高压也是肝切除术后肝功能失代偿的危险因素之一，食管胃底静脉曲张，或脾肿大且伴血小板减少，可诊断为门脉高压。肝静脉压力梯度 HVPG>10 mmHg 的肝癌病人手术后出现肝功能不全风险较高，而且长期生存率较低。

（4）肝功能定量试验。

常用靛氰绿滞留率试验。靛氰绿（indocyanine green，ICG）是一种深蓝绿色染料，经静脉注入血液中能与血清蛋白结合，选择性被肝脏摄取后以游离形式分泌至胆汁。其不参与肠肝循环，不经肾脏排泄，血浓度易于测定。排泄快慢取决于肝细胞受体的量和肝细胞功能，从而可间接估计肝细胞总量，反映肝储备功能。肝癌及肝硬化患者肝细胞量减少，吲哚靛青绿 15 分钟潴留率（$ICGR_{15}$）升高。目前认为肝两叶、三叶切除需满足 $ICGR_{15}<0.10$，左半肝、右前叶、右后叶或左外叶切除术需满足 $ICGR_{15}<0.19$。对于 $ICGR_{15}$ 在 0.20~0.29 的患者，仅能进行单个肝段的切除；若 $ICGR_{15}$ 在 0.30~0.39，仅能进行局限性肝切除；$ICGR_{15} \geqslant 0.40$ 患者仅可进行肿瘤剜除。需要注意，ICG 排泄试验会受到肝脏血流异常影响（门脉栓塞和肝内动—静脉瘘等），胆红素水平升高，胆汁排泌障碍或应用血管扩张剂等因素影响，这些情况下 ICG 排泄试验结果并不可靠。^{13}C-MBT 呼气试验、利多卡因清除试验及半乳糖清除能力试验也可用来

评估肝储备能力，预测术后肝衰竭，临床应用较少。

（5）综合评分系统。

综合评分系统包括 Child-Pugh 评分，日本肝癌研究组（liver cancer study group of Japan，LCSGJ）肝损伤情况评分、终末期肝病模型（MELD）评分和白蛋白-胆红素（ALBI）评分等。

Child-Pugh 分级根据肝性脑病的有无及其程度、腹水、血清胆红素、血清白蛋白浓度及凝血酶原时间 5 个指标的不同程度进行评分，分数越高，肝脏储备功能越差。Child-Pugh A 级未 5~6 分；B 级未 7~9 分；C 级未 10~15 分。Child-Pugh 分级常用于评估肝硬化病人预后，也用于术前评估病人肝储备功能。Child-Pugh 分级为 A 级者肝脏储备功能正常，承受各种肝切除术，B 级肝脏储备功能损失达 50% 以上，肝切除量限制在 15% 左右，C 级肝脏储备功能损失在 80% 以上，一般不宜手术。经过积极的护肝治疗可使部分 B 级或 C 级患者达到 A 级或 B 级。Child-Pugh 分级用于预测肝硬化患者术后肝脏功能具有一定的意义，它与肝硬化患者术后并发症发生率和死亡率有一定相关性，但其并不适合非肝硬化患者。

MELD 评分是一种客观的衡量肝硬化患者病情严重

程度和短期预后的指标，计算公式为：R=3.8×ln（TBiL，mg/dL）+11.2×ln（INR）+9.6×ln（肌酐，mg/dL）+6.4×病因（胆汁淤积型或酒精性肝硬化为 0，其他原因为 1），得分范围为 6~40。目前 MELD 评分被欧美国家广泛用于指导肝移植患者的筛选，而 MELD 在评价 PHLF 风险和围术期死亡具一定价值。MELD≤8 提示 PHLF 发生率较低，而 MELD 评分>9 者 PHLF 发生率较高，死亡率高达 29%。7.24 分是预测患者术后死亡最佳截断值（7.24 分以上和以下组 30 d 死亡率分别为 4.4%、1.1%）。术后 3~5 天内 MELD 评分升高，患者出现 PHLF 衰的可能性增加。由于 MELD 评分是专门为终末期肝硬化患者设计的，因此在接受肝切除的代偿性 Child-Pugh A 级患者中预测 PHLF 的准确性较低，且分级中使用的血清肌酐、INR 及胆红素等指标容易受非肝病因素影响，临床应用有限。

ALBI 评分是一种评估肝功能和预测肝癌患者生存率的新型工具，在预测慢性肝病和肝癌患者的长期预后显示出良好效果，ALBI 评分血清 ALB 和 TBil 水平，计算公式为 $[\log_{10}TBil（\mu mol/L）×0.66]+[ALB（g/L）×（-0.0852）]$。该评分进一步分为 3 个不同等级，临床应用：ALBI 1 级

（≤-2.60）、ALBI 2级（>-2.60~≤-1.39）和ALBI 3级（>-1.39）。与ALBI 1级患者相比，ALBI分级为2级和3级患者PHLF发生率增加。ALBI分级在进一步分层属于Child-Pugh A级肝细胞癌患者的预后显示更高准确性。

（6）肝体积计算。

肝癌切除术后肝功能失代偿与剩余的肝脏体积密切相关。术前可通过三维重建技术准确进行肝体积计算肝总体积（total liver volume，TLV）、残肝体积（future liver remnant，FLR）、功能性肝体积（functional liver volume，FLV），并计算FLR/TLV、FLR/FLV等指标。对无肝病背景患者，目前认为不发生PHLF的最低FLR/TLV为20%。避免切除肝体积过大导致PHLF。肝切除体积超过75%~80%为极量肝切除，术后肝功能失代偿发生率高。在应用肝体积评估手术决策时，须严格注意肝体积测量仅能体现形态体积，而不能反映肝脏储备功能情况，在有肝病背景患者中单纯评估体积并不可靠。对肝硬化患者，残余肝体积比<40%是PHLF发生的危险因素。正常成人标准肝体积（standard liver volume，SLV）是正常个体在健康状态下具有充分功能储备和代偿潜能的理想肝脏体积，大小取决于人体体表面积。与CT图

像重建计算获得 TLV 相比，以 SLV 作为肝体积在预测 PHLF 更为准确。目前成人 SLV 多采用日本东京大学建立的公式来估算，SLV（mL）=706.2×BSA（m^2）+2.4。BSA（m^2）=0.007184×体重（kg）$^{0.425}$×身高（cm）$^{0.725}$。应用 SLV 评估肝脏切除安全限量更为合理。

（7）功能影像学技术。

功能影像学技术包括 ^{99m}Tc-GSA 去唾液酸糖蛋白受体显像、^{99m}Tc-Mebrofenin 肝胆显像和钆塞酸二钠（Gd-EOB-DTPA）增强的 MRI 显像等，可望实现肝脏区域性功能体积的检测，对确定残肝功能和制定手术规划有很大帮助。在预测大部分肝切除的安全性方面都表现出优于传统肝脏功能储备检测和单纯肝体积测量的准确性。普美显（Primovist）为一种新型 MRI 造影剂，能在较大程度上反映病灶性质，该造影剂兼具非特异性细胞外对比剂与肝胆特异性对比剂的双重特性，可有效缩短检查时间，并获较为准确的检查结果。

（8）术前评估指标的整合运用。

整合应用肝酶学指标、Child-Pugh 分级、$ICGR_{15}$、肝体积测量等参数对肝脏储备功能进行评估，可以为肝切除提供更准确的决策依据。

日本东京大学主要根据腹腔积液、胆红素水平及 $ICGR_{15}$ 等 3 个参数，确立了肝脏储备功能的分级标准，并基于不同层级肝脏储备功能状态，推测其可耐受的肝段切除数量。

白蛋白-吲哚菁绿（ALICE）评分，线性预测值 = $0.663 \times \log_{10} ICGR_{15}$（%）$-0.0718 \times$ 白蛋白（g/dL），并按结果 3 级四分法分级：1 级（≤-2.20）、2a 级（-2.20~-1.88）、2b 级（-1.88~-1.39）及 3 级（>-1.39）。ALICE 1 级患者 PHLF 风险很低，建议行解剖性肝切除术；2a 级患者肝功能受损，肝切除范围应限于 4 个肝段；2b 级患者术后并发症发生率及病死率较高，切除范围最好局限于 3 个肝段；3 级患者预后较差，应慎重行手术治疗，建议行射频消融术或肝移植手术等。

结合标准肝脏体积 SLV，对 Child-Pugh A 级肝硬化患者，若 $ICGR_{15}$<10%，预留肝脏功能性体积须不小于 SLV 的 40%；若 $ICGR_{15}$ 为 10%~20%，预留肝脏功能性体积须不小于 SLV 的 60%；若 $ICGR_{15}$ 为 21%~30%，预留肝脏功能性体积须不小于 SLV 的 80%。若 $ICGR_{15}$<为 31%~40%，只能行限量肝切除；若 $ICGR_{15}$>40% 或 Child-Pugh B 级，只能行肿瘤剜除术。Child-Pugh C 级是行肝

切除术的禁忌证。

3.术前门静脉栓塞及二步肝切除

门静脉栓塞（portal vein embolization，PVE）可通过栓塞肿瘤所在肝叶的同侧门静脉从而诱导残肝增生，降低肝切除PHLF的发生率和死亡率。术前一侧门静脉栓塞2~4周后，对侧肝脏体积可增加20%~40%。术前门静脉栓塞扩大了手术适应证，提高了原发性肝癌和多发肝转移癌切除率。有些学者认为对无肝硬化的肝脏，残肝体积低于25%是术前行门静脉栓塞的指征，或极量肝切除同时行胃肠道手术的患者。而合并肝硬化、肝脏局部化疗、大面积脂肪变性、胆汁淤积的患者，在进行半肝以上切除术前可考虑行门静脉栓塞。6.9%~29.6%的术前PVE患者因肝细胞增生不足而不能实施肝切除术，PVE后3~6周肝细胞增生程度<5%者，有较高PHLF发生风险。门静脉栓塞并发症发生率约为10%，主要为血肿、胆道出血和对侧门静脉栓塞。

二步肝切除也是为了减少超量肝切除引起的PHLF风险，对肝脏多发肿瘤是可选择的术式。首先楔状切除肝脏左叶的肿瘤，再应用门静脉栓塞诱导肝左叶增生，最后行肝大部切除术。联合肝脏分隔和门静脉结扎的二步肝切除术（associating liver partition and portal vein liga-tion for staged hepatectomy, ALPPS）可以较传统的二步切除缩短肝脏再生的时间，降低肿瘤进展而失去二次手术的机会，但短时间两次手术并发症及死亡率仍较高，须严格把握手术适应证。

4.梗阻性黄疸的术前减黄

术前减黄对术前因胆道梗阻引起黄疸的患者，可减少术后并发症及肝衰的发生，尤其是在需要切除肝脏的情况下。对肝内胆管细胞癌累及肝门或肝门胆管癌梗阻性黄疸患者，需行半肝及以上切除（≥3~4个肝段），或存在胆道感染且药物治疗无效者需行术前胆道引流。无合并肝硬化、活动性肝炎者，如拟行肝大部肝切除，总胆红素超过85 μmol/L或未来残余肝（FLR）胆管扩张者，建议术前行胆道引流减黄，使总胆红素降至85 μmol/L以下，并行肝储备功能等评价，再行肝切除术。合并肝硬化、活动性肝炎或术前黄疸持续时间超4周者，建议术前行胆道引流减黄，使总胆红素降至50 μmol/L以下再手术，以降低联合大范围肝切除术后发生肝衰的风险。Ⅰ型和部分Ⅱ型肝门胆管癌患者不需切除肝脏，术前减黄仍有争议，不推荐常规术前减黄。壶腹周围肿瘤由于需要行胰头十二指肠切除，手术损伤大，对术前血清总胆红素>250 μmol/L，术前应积极减黄。减黄可经皮肝穿刺胆管引流（PTCD）或经十二指肠逆行胆管引流（ERBD）来实施。

5.术中减少阻断时间，减少出血量，提高操作技巧

术中出血量是术后发生肝衰竭独立危险因素。术中根据肿瘤部位和大小合理选择阻断肝门方法以减少术中出血，如第一肝门阻断、半肝阻断、全肝阻断等，如有副肝动脉应注意阻断及保护。第一肝门阻断最为常用。半肝血流阻断选择性阻断左、右门脉和肝动脉分支，可减少剩余肝热缺血再灌注损伤，适于肝储备较差的患者。全肝血流阻断是阻断入肝及出肝血流，使肝切除术在无血状态下进行，又称无血切肝术。全肝血流阻断法操作复杂，对循环系统影响大，且对肝脏损伤较重，仅选择性用于肿瘤侵犯肝静脉主干、腔静脉或伴有腔静脉癌栓患者。应减少术中阻断时间，尤其对有肝硬化者，第一肝门阻断时间每次不宜超过15分钟。术中用低中心静脉压技术可有效减少术中出血。

以肝叶、肝段及亚肝段为基础的解剖性肝段切除较非解剖性肝切除，可在肿瘤根治切除基础上，最大限度

保留功能性肝实质，降低出血量，降低术后炎症反应及肝脏损害，对直径在5 cm内肝癌建议选择规则肝段切除。在多发肝肿瘤切除或肝储备功能不足的情况下，可选择非规则性肝切除。具体切除术式应据肿瘤位置、大小、肝功能及肝硬化情况、肝体积计算等合理选择术式。

术中精细操作，避免过力或长时间挤压肝实质及翻转肝脏。对肝创面管道应仔细结扎、缝扎或用血管夹夹闭，特别是 Glisson 系统小分支，单纯烧灼易致术后胆瘘并继发感染。

6.术后肝功能监测

肝切除术后肝功能密切监测可及时了解肝功能恢复情况，早始处理，预防 PHLF 发生。术后需常规检查血常规、肝功能、凝血酶原时间等。术中肝门阻断和肝组织切割不可避免引起转氨酶升高，多于术后 3 天达峰值，此时不一定表明肝功能不全，若转氨酶持续不降或出现严重酶学改变（如 ALT>10×ULT）则有可能继发肝功能不全。INR 和乳酸值敏感度和特异度较高，动脉血乳酸水平降低表明肝功能好转。血小板低患者术后死亡率高且更易发生肝功能不全，可作为术后肝功能恢复差的指标。

7.避免胆肠吻合狭窄及术后胆系感染

遇有胆肠吻合应避免吻合口张力，充分游离小肠袢，应用 PDS 等可吸收线缝合胆道，避免使用 PROLINE 等不可吸收缝线缝合胆道，以免导致术后胆管狭窄及结石形成。胆肠吻合术后用熊去氧胆酸稀释胆汁，避免出现因吻合口胆泥或结石形成而造成的狭窄梗阻。胆肠吻合输出袢应保留至少 40 cm，以防食物反流进入胆管引发逆行感染。

8.术后感染的预防

慢性肝病患者多存在肠道屏障功能损害，有潜在肠道菌群易位和内毒素血症，对肝切除范围较大，肝硬化较重，预期有较多腹水发生情况时，可术前进行肠道准备，给予缓泻剂和抗生素，预防术后肠道菌群易位致腹水感染加重肝功能损害情况发生。术中精细操作，减少胆瘘发生及其所致腹腔脓肿形成。引流管放置在创面周围，术后注意观察，保持引流管通畅。引流管放置时间过长可引起医源性感染，注意引流液培养和抗感染治疗，排除出血和胆瘘术后及时拔除引流管。

9.围手术期抗病毒治疗

对慢性乙肝患者，即使术前 HBV-DNA 正常，术后也普遍存在 HBV 再激活，而 HBV-DNA 与肝癌复发密切相关。术前HBV-DNA载量高者，PHLF发生风险明显高于正常患者。因此肝癌合并乙肝的患者术前术后均应积极抗病毒治疗，围术期监测血清HBV-DNA，以避免手术创伤引起病毒激活，造成肝功能损害。如HBV-DNA水平较高，且ALT>2×ULN，可先予抗病毒和保肝治疗，待肝功能好转后再行手术切除，提高手术安全性。丙型肝炎患者多为慢性过程，围术期可密切观察病毒复制情况，择期抗病毒治疗。

10.围手术期的营养支持

肝恶性肿瘤患者大多合并有肝硬化，术后多存在不同程度营养不良和代谢障碍。蛋白质代谢方面，肝切除术后出现白蛋白合成减少、氨基酸代谢异常和尿素合成变化，出现低蛋白血症，支链氨基酸水平减低和芳香氨基酸水平增高。糖代谢方面，肝糖原储备减少，糖异生增加，糖耐量下降，胰岛素抵抗。脂代谢方面，肝切除后肝细胞脂肪含量增加，脂蛋白合成障碍，转运受阻，大量长链脂肪乳引起免疫障碍且加重蛋白转运负担，影响肝功能恢复。同时肝癌术后低磷血症等微量元素和维生素缺乏也常出现。

对肝切除后营养代谢特点，术后需补充白蛋白、支链氨基酸，输注葡萄糖时补充外源性胰岛素，应用中长链脂肪乳或结构脂肪乳作为必需脂肪酸来源，有利于肝功能改善和肝组织再生。同时在行营养支持时预防低磷血症，补充钙、镁、锌微量元素和各种水溶性和脂溶性维生素。

（四）治疗

术后肝功能不全的管理适用急性肝衰和器官功能障碍管理的一般原则。一旦发生应早诊断及早治疗，包括吸氧，改善凝血功能，维持水、电解质及酸碱平衡，控制蛋白摄入，营养支持治疗，停用或少用肝细胞毒性药物，应用保护肝功能和促进肝细胞再生药物。还要预防应激性溃疡等并发症发生，必要时行血浆置换、人工肝等。针对不同病因采取相应整合治疗措施，并积极防治并发症。如内科保守治疗和人工肝无效，可行肝移植治疗。

1.祛除病因

有可祛除的病因应积极处理。胆管梗阻引起肝功能损害应尽快解除梗阻，包括手术或介入方法。有血管流入流出道扭曲或血栓形成，应明确后通过手术、介入、抗凝治疗等方法改善肝脏缺血或瘀血。

2.术后常规护肝治疗

当前临床应用的护肝药物种类较多，包括抗炎类、抗氧化类、肝细胞膜修复剂、解毒类、利胆类药物等，应综合考虑药物作用机制、处方剂量、配伍禁忌及不良反应，术后应以抗炎类为基础有选择地合理使用，机制相同或相似药物不应联用。白蛋白过低者，应积极补充白蛋白或新鲜血浆等。避免使用对肝有害的药物。术后前2~3天转氨酶升高常反映手术机械损伤对肝细胞的破坏，不一定为严重肝功能不全，转氨酶及胆红素水平一般会在1周内恢复正常。但3~5天后严重酶学改变（如ALT>10× ULN）或胆红素进行性升高，有可能是继发肝功能不全。

3.维持液体平衡关注其他脏器并发症

术后补液须在毛细血管过度泄漏血管张力不足的情况下保持足够组织灌注，以避免肝缺血所致损伤。过度补液导致液体外渗和组织水肿也会致肝灌注不足。可据患者引流量、尿量和中心静脉压补充液体，维持液体出入量平衡。总液体入量控制范围为30~50 mL/kg，其中可适当补充一定人工胶体溶液。

急性肾损伤在PHLF常见，肾功能受损后，全身水分增加，导致电解质紊乱，如低钠血症。使用利尿剂后常伴低钾血症。急性肾损伤和液体负荷过大经常需要血液滤过来治疗。低灌注、利尿剂和血管活性药物及造影剂都可能导致患者持续肾损伤，应及早干预。由激素分解失败引起的醛固酮增多、与肾损害相关尿毒症及与肝再生相关的低磷血症可引起其他电解质紊乱，应积极维持电解质稳态。

急性肺损伤或急性呼吸窘迫综合征（acute respiratory distress syndrome，ARDS）等肺部并发症对 PHLF 患者预后不利。过度补液可致肺水肿和急性呼吸窘迫综合征。当前 ARDS 指南提倡早期插管和使用呼吸机支持。然而，长期使用增加的呼气末正压可能会加重肝充血，导致门脉高压、腹水进展和肝再生受损。

一些 PHLF 患者会出现低血糖，这是由于肝脏糖异生障碍和高胰岛素血症，以及剩余肝脏中糖原储存减少所致。可通过肠内或肠外途径给予葡萄糖。监测血糖状态很重要，持续低血糖被视为不良预后因素。

神经系统并发症包括脑水肿和肝性脑病（hepatic encephalopathy，HE）。颅内压升高是近 15% 患者死亡原因。血清氨水平升高与脑卒中相关，并可预测患者死亡风险。乳果糖已被常规用于HE治疗，但可引起过度的胃肠道紊乱和腹泻，可能会加重脱水、急性肾缺血和脑病。白蛋白也被单独或联合乳果糖用于治疗HE。肠道应用广谱抗生素对HE治疗也很重要。

凝血功能障碍经常出现在PHLF患者，常伴血小板减少，患者有出血并发症风险。患者耐受长期低血小板水平，不建议常规输注血小板或新鲜冷冻血浆，除非治疗需要或患者出现活动性出血。机械通气、肾功能衰竭、败血症和休克等也会导致胃肠道出血发生率升高。应用质子泵抑制剂预防应激性溃疡。

4.积极控制感染

对感染引起的肝损伤术后应积极抗感染治疗，及时发现及处理外科相关感染，肝切除术后易合并感染，主要并发症是腹腔积液和胆漏。对合并感染的胆漏应遵循以下原则抗菌治疗：①通畅引流并行胆汁/引流液培养，必要时需行血液培养及药敏试验。②有细菌感染证据的病人均应立即使用抗菌药物。③开始可进行经验性治疗，以后应根据药敏结果选择合适的抗菌药物。④中度、重度感染者抗菌治疗应至少持续5~7 d，之后根据症状、体征及体温、白细胞、C-反应蛋白（CRP）、降钙素原等确定停药时间。对合并肝硬化及术中反复、长时间肝血流阻断病人，应注重防治肠道菌群易位导致的内毒素血症。

5.支持治疗

注意全身营养状况，早期肠内营养和补充性肠外营养对病人术后康复有益。肠内营养有助于改善术后过度炎症反应，维护肠道屏障功能，防止肠道细菌易位。可先予易消的短肽型营养制剂，待肠道功能恢复后再予需消化整蛋白制剂。肠外营养方案设计应考虑患者术后高应激状态，初始不要给予全量热量，中长链脂肪乳或橄榄油脂肪乳对肝脏保护相对更有益。积极纠正贫血、低蛋白血症；纠正水、电解质平衡紊乱。有肝硬化、门脉高压者，术后常规应用质子泵抑制剂避免上消化道出血发生及诱发肝性脑病。糖尿病患者应积极控制血糖。

6.人工肝支持和肝移植

人工肝支持主要目的是代替一些重要肝功能，直到原生肝脏充分再生以维持自身，或在肝衰不可逆转的情况下充当通向肝移植最终治疗的桥梁。分子吸附剂再循环系统治疗对PHLF患者既安全也可行。血浆置换、双重血浆分子吸附系统对PHLF患者也是有价值的方法。

对不可逆 PHLF 唯一明确和潜在治疗方法是抢救性肝移植（liver transplant，LT）。要考虑进行 LT，这些患者必须满足急性肝衰移植的标准。对肝癌肝切除病变需要符合米兰标准或加州大学标准。然而，抢救性肝移植短期和长期结果略低于常规适应证 LT，围术期并发症发生率也很高。为 PHLF 患者进行活体供肝移植更具争议性和伦理挑战性。

二、非肝胆肿瘤手术所致肝损伤

肿瘤外科手术常切除范围广、淋巴清扫范围大、手术创伤大、大量输血、低氧血症、严重感染等都可导致肝损伤。

（一）原因

手术出血引起的肝损伤：术中大量出血；低血压导致肝组织缺血、缺氧；输入储存过久的血液，红细胞破坏多；输血引起溶血反应，可发生黄疸，也会引起相应肝损伤。

外科感染引起的肝损伤，全身感染尤其是败血症、脓毒血症、毒素吸收入血引起溶血性黄疸，毒素或细菌进入肝脏引起肝细胞被破坏和脓肿形成。

肿瘤外科致术中休克、缺氧、心衰、应激性溃疡、消化道出血、肾功不全、碱中毒、低血钾、大量腹水、术后长期肠外营养等，均可引起肝组织损伤，重者可诱发肝衰。

肝门淋巴结清扫及肝门操作的肿瘤手术，如胃癌根治、胰十二指肠切除等，胆管或肝动脉直接损伤及胆管血运障碍致继发胆汁淤积或胆道梗阻，引起肝损伤。

术中迷走神经损伤或术后长期禁食致胆囊体积增大扩张，胆囊收缩不良，胆汁淤积诱发胆道结石形成，结石性胆管梗阻致肝损害及黄疸形成。

原有肝疾病加重致肝细胞破坏，或手术致乙肝病毒激活，造成肝损伤。

肿瘤累及肝门或胰头后复发或淋巴结转移致胆管不同程度梗阻，引发肝功能损伤。常表现为术后晚期黄疸，多见于胃癌根治、胆囊癌根治术后。

转移性肝癌转移致肝损伤，多见于胰腺癌、SCLC等高恶性肿瘤。

（二）预防

控制术中出血，积极维持术中、术后血流动力学稳定，避免肝灌注不足引发缺血、缺氧。避免大量输血，特别是库存血，避免溶血及弥散性血管内凝血发生。主张成分输血，输血同时输注新鲜血浆及补充凝血因子。

积极控制外科感染，避免出现败血症及脓毒血症。

保护心、脑、肾等重要脏器功能，预防应激溃疡和消化道出血。

尽可能早期经口进食或应用肠内营养，减少长期肠外营养导致的肝损伤。肝硬化及肝功能损伤患者，以支链氨基酸为主要氮源。输入脂肪乳应含必需氨基酸。

注意肝门及胰头区操作，肝门及胰头后淋巴清扫，避免胆管及肝动脉损伤。

术前合并胆囊结石或术中行肝门淋巴结骨骼化清扫可考虑切除胆囊，避免以后出现胆囊排空不良继发结石和胆囊炎。

严格掌握手术适应证，对局部晚期或出现广泛淋巴结转移患者应综合评估手术疗效，短期复发转移可引起黄疸及肝功能损害，严重影响手术疗效。

（三）治疗

参考本节肝胆肿瘤手术所致肝脏损伤的治疗。

三、肝硬化患者的非肝胆肿瘤手术

慢性肝病和肝硬化增加了非肝脏外科手术并发症的发生率和死亡率。对肝硬化患者有以下几种情况，包括急症手术、胃肠道手术、白蛋白< 30 g/L、转氨酶水平超过正常值上限3倍以上、腹水、门脉高压和术中输血，术后死亡总体风险增加。术前需对患者整体临床状态、肝功能不全程度、手术需求及手术干预都需仔细全面评估，以便做出适当决策。术后密切观察肝功能，以防肝衰。

除常规实验室检查外，Child-Pugh 分级及 MELD 评分可用来以评估肝功能障碍及失代偿水平，从而计算出并发症发生率和死亡率。建议 Child-Pugh A 级肝硬化患者实施非肝脏手术较为安全，Child-Pugh B 级应行术前治疗以转变为 Child-Pugh A 级，Child-Pugh C 级肝硬化非肝脏手术死亡率超过 40%，不建议手术治疗。MELD<8，30 天死亡率为 5.7%；MELD>20，30 天死亡率超过 50%；MELD<11，术后死亡率较低，可接受择期外科手术。这些评分还与术后并发症发生率增加相对应，包括出血、感染、肾功能不全、腹水、脑病恶化和肝衰。

麻醉可致肝硬化患者急性肝功能失代偿。肝功能障碍可致常用麻醉和镇痛药物的代谢改变。几种常用围术期药物需减少剂量，如丙泊酚、右美托咪定、氯胺酮、咪达唑仑和吗啡。硬膜外麻醉对肝硬化患者有硬膜外血肿风险，凝血功能障碍是硬膜外麻醉禁忌证，需行凝血因子、血小板计数和凝血功能检测。

肝病患者可出现血管内容量不足，但全身容量超负荷。可用血管活性药物、白蛋白和血浆等血液制品，以预防腹水恶化、外周水肿和充血性心衰。对每个接受胃肠道手术的肝病患者，都应予抗生素预防。纠正凝血功能，维持血小板在 50×10^9 /L 以上，血红蛋白高于 70 g/L，活动性出血或围术期纤维蛋白原>1.5 g/L。

肝硬化患者腔镜胆囊切除术优于开口胆囊切除术，死亡率更低、并发症更少，与非肝硬化对照组相比，肝硬化患者转为开放手术概率更高。对腔镜胃肠手术较开放手术有更低并发症发病率和死亡率。肝硬化患者行心脏手术和其他需要使用体外循环的手术死亡率高于大多数其他外科手术。需体外循环手术患者，Child-Pugh B 级（42%~50%）和 C 级（100%）肝硬化死亡率显著增加。此外，超过 75% Child-Pugh B 级和 C 级患者出现肝功能失代偿。MELD 评分升高也预示死亡率增加。有临床意义的门脉高压是心胸外科手术禁忌证。

术后需监测肝硬化患者肝功能失代偿表现，包括脑病、凝血功能障碍、腹水、黄疸恶化和肾功能不全。发现这些指标有任何变化时，应立即开始支持治疗。凝血酶原时间是肝脏合成功能的最佳指标。血清胆红素升高可能提示肝功能恶化，但也可能因其他原因升高，包括输血、积血吸收或感染。必须密切监测肾功能。若肾功能不全，应确定病因并开始治疗。失代偿性肝硬化或急性肝衰可能因肝糖原储备不足和糖异生受损而发生低血糖。怀疑术后肝衰竭时，应密切监测血清葡萄糖水平。注意血管内容量维持将肝肾灌注不足风险降至最低，输注过多晶体液可致急性肝瘀血，静脉渗出和肺水肿增加，并致术后腹水，外周水肿和伤口裂开。

肝硬化患者围术期治疗策略与常规肝硬化治疗相似：避免使用肝代谢药物，监测血管内容量，避免代谢紊乱，以使用乳果糖治疗肝性脑病和阿片类药物引起的便秘。术后应用早期肠外营养。

四、麻醉所致肝脏损伤

(一) 原因

麻醉和手术引起的肝血流量下降，供氧减少可引起肝功能障碍。麻醉和机械通气可使肝脏血流量减少16%，外科手术可使肝脏血流量下降10%，内脏手术可造成40%进一步下降。

麻醉药物也可引起肝损伤。

氟烷具潜在心肌抑制作用，造成肝血流下降，同时具有肝毒性，反复使用造成肝功能异常甚至肝衰的风险，原因可能与代谢、免疫与缺氧有关。

阿片类药物如芬太尼和舒芬太尼，肝储备功能下降或行大部肝切除术的患者存在蓄积风险。

肝病患者可表现出对非去极化肌肉松弛药物耐受和抵抗，所需剂量更大，术后存在肌肉松弛恢复延迟可能。

（二）预防

肝切除预后与快速的复苏、保温、维持脏器灌注和避免酸中毒有直接关系。

注意术中血流动力学监测，常规进行有创动脉压和中心静脉压监测，要保证足够静脉通道以备快速输液和输血。避免任何原因引起的全身血压和心输出量明显降低情况，如诱导性低血压、血容量不足及麻醉剂过量。

为实现控制中心静脉压稳定，在围术期麻醉全程都应严格控制入液量。采用控制性低中心静脉压技术结合目标导向液体治疗，维持重要脏器有效灌注。根据肝切除术不同阶段，调控中心静脉压。肝脏游离解剖阶段，控制中心静脉压<6 cm H_2O；肝实质离断阶段，中心静脉压调控目标设定为<5 cm H_2O 在血管阻断时可用血管收缩药如去甲肾上腺素维持平均动脉压 50~75 mmHg；目标病灶切除后阶段，逐渐恢复中心静脉压至正常水平。因高中心静脉压会造成剩余肝脏瘀血，不利于术后肝功能恢复，因此，建议中心静脉压应<10cm H_2O 。采用低中心静脉压麻醉能明显减少术中失血及异体输血，并使围术期肝功能更稳定。麻醉诱导阶段入液量<2.5 mL/kg，手术切除过程中入液量<1 mL/（kg·h），手术标本完全离断后至手术结束入液量<5 mL/（kg·h）。

尽量避免麻醉药物引起的肝损伤。异氟烷对肝代谢影响几乎可忽略，可更好维持肝脏血流，对肝脏灌注影响很小，同时可减轻手术和肝脏挤压造成的氧耗量增加。七氟烷和地氟烷与异氟烷相似。芬太尼静脉复合麻醉对肝损伤患者肝功能无明显影响，但存在蓄积风险，应控制药物剂量。肝病患者术后存在肌肉松弛恢复延迟可能，建议常规使用肌肉松弛拮抗药物。

麻醉期间维护内环境稳态。监测凝血功能，有凝血功能异常应及时补充凝血因子。肝病患者糖原储备减少，长时间手术有发生低血糖风险，应根据监测结果适时补充葡萄糖。定时血气分析，监测酸碱与电解质水平。

（三）治疗

麻醉引起的肝损伤关键在于预防，祛除肝功能损害的相关因素。术后予以常规保肝治疗。术前肝损伤程度和手术是影响术后肝功能的主要因素，麻醉影响相对轻微。

第五章

放疗相关性肝损伤

一、放疗导致肝损伤的机制

放疗导致的肝损伤即放射性肝损伤（radiation-induced liver damage，RILD）是由放疗导致的肝脏损伤，主要发生于针对胸部和上腹部肿瘤的放疗，尤其是肝肿瘤放疗过程中。RILD 对胸腹部肿瘤，尤其是肝肿瘤患者的预后影响极大。本篇以肝肿瘤放疗为主要对象，对涉及 RILD 的发病机制、诊断与鉴别诊断、预防及治疗进行总结。

近年，随着放疗技术快速发展，如三维适形放疗（three-dimensional conformal radiation therapy，3D-CRT）、调强放疗技术（intensity-modulated radiation therapy，IMRT）、立体定向放射治疗（stereotactic body radiotherapy，SBRT）的出现，国内外广泛开展针对肝肿瘤放疗的研究，作为肝肿瘤放疗的严重并发症，RILD 受到广泛关注。放疗在肝肿瘤治疗中的作用，已逐渐从最初仅作为姑息治疗手段转向了根治性治疗。对晚期肝癌，在 TACE 的基础上辅以放疗，可弥补单纯介入治疗的不足，有效控制局部复发并提高疗效；对肝癌合并门脉或下腔静脉瘤栓患者，放疗可以缓解症状并延长患者生存期。

RILD 是继发于肝癌放疗最严重的剂量依赖性并发

症，一旦发生，肝功能迅速恶化，死亡率极高。尽管现代放疗技术可基于肿瘤位置、大小和形态进行高剂量射线分布，减少周围正常组织射线受量，降低RILD发生率。但由于全肝对放射线耐受量较低，晚期肝癌常合并肝硬化且肝脏位于膈下，解剖位置导致肝脏受呼吸运动和摆位误差的影响等，导致在放疗过程中靶区分布无法和肿瘤区域高度重合，正常肝脏组织受更多射线照射，增加了RILD发生率，极大影响预后。

RILD分为经典型和非经典型2种。经典型RILD表现为严重肝毒性，伴疲劳、腹痛、无黄疸性肝肿大和腹水等症状，碱性磷酸酶升高（>2 ULN）被认为是最敏感血清标志物，常发生在治疗后2周到3个月之间。病理表现为肝小叶中央静脉闭塞，逆行性充血及继发性肝细胞坏死。研究发现SIRT中放射栓塞可产生氧化应激，激活炎症细胞因子如IL-6和IL-8，诱发内皮损伤并激活凝血级联反应。非经典型RILD常发生在治疗后1周到3个月之间，病理表现为肝细胞减少和功能障碍伴肝窦内皮死亡和星状细胞激活，可能是继发于肝硬化中再生肝细胞的辐射诱导有丝分裂突变和乙肝病毒的重新激活。大多数非经典RILD出现常提示更严重肝功能损伤，包括血清转氨酶水平显著升高和 Child-Pugh 评分恶化（≥2 分）。部分患者也可发生亚临床肝功能损害，表现为肝脏对 ^{99m}Tc-甲溴菲宁的摄取减少和吲哚菁绿清除减少。

RILD 病理生理特征表现为逆行性充血，与静脉闭塞性疾病相似，在中央静脉周围明显，肝活检可见内皮细胞肿胀、肝小静脉终末狭窄、窦性充血、肝实质萎缩和胶原纤维沉积等特征。越来越多证据支持 RILD 发生与肝脏非实质细胞密切相关。研究表明，肝脏暴露于电离辐射后，肝细胞释放大量转化生长因子-β_1（transforming growth factor-β，TGF-β_1）、干扰素及 cGAS-STING 通路激活等可能是 RILD 发生的早期事件。

RILD 发生风险与肝脏接受放射剂量相关，30 Gy 时被认为是发生 RILD 的耐受剂量，整个肝脏照射剂量为 30~35 Gy，发生 RILD 风险为 5%~10%。全肝照射超过 35 Gy，RILD 发生率可达 48%。同时 RILD 风险也与潜在肝功能储备有关，在无肝硬化或肝硬化代偿良好的患者，SBRT 发生最小的 RILD 百分比<5%。肝癌患者常伴慢性活动性肝炎或肝硬化等基础肝病，对放射线的耐受量要低于正常肝组织，Child-Pugh B 级肝硬化更易诱导

2 级以上严重 RILD。

二、放射性肝损伤的诊断与鉴别诊断

（一）诊断

对肝内肿瘤的放疗，可能诱发肝损伤，轻者表现为 Child-Pugh 评分升高、转氨酶升高，重者则出现 RILD。RILD 诊断仍采用 1992 年 Lawrence 定义。典型 RILD：ALP>2×ULN，无黄疸，排除肿瘤进展导致的腹水、肝大。非典型 RILD：转氨酶超过正常值上限或治疗前水平的 5 倍。RILD 诊断必须首先排除其他常见肝损伤病因，在临床上，诊断放射性肝损伤需具备以下要点：有肝脏放疗史；肝脏密度改变区与照射野一致且与解剖结构无关；正常肝脏及肝硬化受照区 CT 平扫可见界限清晰的低密度改变，脂肪肝受照区可见界限清晰高密度改变；放疗后 4 个月内出现肝功能改变，即碱性磷酸酶高于正常值上限 4 倍，转氨酶高于正常值上限 5 倍，有非肿瘤性腹水。此外，核素扫描是最早用于 RILD 影像学诊断方式，表现为肝脏受照区放射性核素缺失或稀疏；超声提示相对未照射区，受照区呈低回声，这对脂肪肝患者尤为明显；增强 CT 常沿射线束带轨迹，在正常病变和低衰减间有一条清晰直线边界标志，根据照射后不同时期分为 3 型，Ⅰ型表现为在增强扫描各期均呈低密度，Ⅱ型为动脉期低密度，门脉期等密度，Ⅲ型为动脉期低或高密度，门脉期持续强化；RILD 的 MRI 异常表现早于 CT，最早可在放疗后 3 周观察到局限性肝损伤，平扫为 T1WI 低信号，T2WI 高信号。诊断性腹穿一般表现为渗出液特征，血清/腹水白蛋白比>1.1，肝活检有助 RILD 诊断。

（二）鉴别诊断

RILD 需与药物性肝损伤、病毒性肝炎急性发作、复发性肝癌、局限性脂肪肝、HBV 再激活导致的肝损伤等进行鉴别。

三、放射性肝损伤的预防

急性放射性肝损伤预后极差，死亡率超 70%。在预防 RILD 方面，可从放疗前肝功评估、优化放疗计划、放疗过程中的风险控制及监护等方面进行干预。

（一）放射治疗前肝功能的评估

大多数肝癌放疗前的肝功评估，仍采用 Child-Pugh 评分系统，在放疗前，有针对性优化肝功能和患者临床状态是必需的。既往肝病，如非酒精性脂肪肝、肝硬化，肝切除术后肝体积减小；既往化疗所致肝损伤，以及因血管或胆道受累导致的肝功能受损可能会增加RILD发生风险。虽然这些危险因素影响RILD发生机制尚不清楚，但需在放疗前进行严格肝功能评估，针对肝功能受损病因，充分考虑个体治疗风险，以制订严格个体化整合治疗方案。

晚期肝硬化的肝癌患者具更高RILD发生风险，在放疗前，需充分重视肝硬化并发症预防，包括仔细评估腹水、静脉曲张和肝性脑病的情况，通过针对性治疗优化肝功能和临床状态。对病毒性肝炎患者，RILD的发生风险较高与病毒激活有关，应仔细评估血清病毒状态及HBV-DNA水平；肝切除术后使肝脏有效体积减小，导致RILD发生风险增加，针对这些患者，应采用吲哚菁绿等指标评估肝功能状态，同时尽可能减少肝脏平均照射剂量，包括应用图像引导技术和呼吸动度管理。

ICG常规用于肝切除术前和术后的肝功能评估，以预测患者生存率。放疗后$ICGR_{15}$（15分钟内保留的ICG百分比）的升高与RILD发生高度相关，$ICGR_{15}>50\%$与不可切除的HCC接受质子治疗后死亡率存在显著相关，通过$ICGR_{15}$评估患者肝功能，调整后续放疗剂量，2年局部控制率可达95%，将$ICGR_{15}$加入肝功能评价指标，可提高肝硬化患者放疗后肝功能失代偿预测效果。此外，放疗后 1 个月 ICG 测量与强化 CT 和 MRI 上肝门静脉灌注密切相关，也可用于评估 RILD 发生。

（二）优化放疗计划及放疗中风险控制

将放疗对肝损伤风险降到最低，关键是通过适当模拟，控制运动，确保每次放射野精度，并制订最佳治疗计划。评估放疗方案需考虑以下因素：肝功能、肝脏受照范围、剂量及分割数。

全肝照射易引发典型 RILD，超过 35 Gy 时，RILD 发生风险高达 44%；放疗学组（RTOG）1 项剂量递增实验显示，27~30 Gy/1.5 Gy/次，2 次/天的放疗方案未导致 RILD 发生，而剂量超过 33 Gy 时，约 10% 患者发生典型 RILD。RILD 与平均肝受量相关，当平均肝受量小于 31 Gy 时，发生 RILD 概率极低，且相对于肝转移癌，原发性肝癌发生 RILD 风险更高，这也提示潜在肝功能对避免 RILD 发生重要性。基于 Lyman 模型，发生典型 RILD 风险为 5% 时，肝转移癌平均肝受量为 37 Gy/1.5 Gy/次，32 Gy/2 Gy/次，原发性肝癌平均肝受量为 32 Gy/1.5 Gy/次，28 Gy/2 Gy/次。在 3D-CRT 治疗后，Child-Pugh A 级 RILD 发生率约 10%，正常肝耐受剂量 23 Gy，

Child-Pugh B 级 RILD 发生率为 60% 左右，对晚期肝硬化患者的剂量受量尚未有明确限制，但建议根据 Child-Pugh 评分调整剂量，降低肝受量。此外，大分割放疗发生 RILD 的概率较常规分割要高，单次剂量对 RILD 影响有显著统计学差异，单次剂量越高发生 RILD 的概率越高，年龄、Child-Pugh 分级、分期对 RILD 亦有显著影响。对于接受大分割放疗或 SBRT 治疗的患者，建议正常肝体积>700 cc，<15 Gy/次×3 次是安全剂量阈值。目前，正常肝特征性剂量体积参数仍需研究。

评估肝功能后适合进行放疗的患者，在放疗过程中可通过应用功能影像技术及放射防护方式降低 RILD 的发生风险。

应用基于 SPECT-CT 的 ^{99m}Tc-sulfur 功能影像技术，在射野内创建无照射区，可降低 RILD 的发生风险。^{99m}Tc-sulfur 的 SPECT-CT 变化已用于评价 RILD，在放射性肝损伤患者中，同位素吸收减少，同位素生物分布变化和肝功能下降具良好相关性。采用 ^{99m}Tc-sulfur SPECT-CT 进行肝 SBRT 治疗可在保持良好局部控制情况下，显著降低 3 级及以上肝毒性。

基于钆造影剂 Eovist MRI 可用于检测肝功能变化，

其摄取变化与放疗后肝损伤有关。HCC 合并肝硬化患者接受 SBRT 治疗后肝胆期 Eovist 摄取减少，放疗后 6~12 周肝摄取 Eovist 的程度与早期 RILD 相关，建议 Child-Pugh A 级患者接受最高剂量为 30 Gy，Child-Pugh B 级最高剂量为 25 Gy。应用 Eovist MRI 可辅助优化 SBRT 治疗方案，降低平均肝受量，有助于更好保护正常肝组织。将肿瘤大小、平均肝受量等指标纳入基于钆水平算法，可更好评估肝功能及区域剂量反应，为放疗个体化治疗提供指导。

放射性防护剂对降低 RILD 发生率有一定作用，在全肝放疗期间使用氨磷汀可降低 RILD 发生率，此外，低分子肝素、己酮可可碱和熊去氧胆酸也具一定放射保护作用，对降低 RILD 发生可能有效。

四、放射性肝损伤的治疗

一旦患者发展为 RILD，需予最佳支持治疗，包括保肝、降酶、利胆、褪黄、纠正凝血功能障碍等。出现腹水患者，应采用包括利尿剂或穿刺引流腹水及补充白蛋白或血浆等治疗措施；对疼痛患者，对症予以止痛治疗是必要的；类固醇药物可用于减轻肝脏瘀血；对已存在中心静脉血栓者可予组织型纤溶酶原进行溶栓治疗；

针对放疗导致的中央性肝毒性，需长期使用抗生素和胆道引流以缓解胆道梗阻和感染。其他包括 Hedgehog 抑制剂和 CXCR4 抑制剂等小分子药物应用目前正在研究中。此外，放疗导致肝衰后唯一治愈方法可能是人工肝支持治疗，并作为肝移植过渡治疗，为肝移植争取时间。

中医认为 RILD 为热毒，导致气滞血瘀、代谢紊乱，可考虑采用益气活血中药扩张血管，改善微循环；另有研究认为 RILD 多为湿热毒瘀、肝郁气滞，采用疏肝利胆、清热解毒的药物有助于急性肝损伤的治疗。

第六章

肝瘤局部治疗相关性肝损伤

针对肝瘤的局部治疗是原发性肝癌及继发性肝肿瘤的主要治疗方式，包括介入治疗（常规经肝动脉化疗栓塞术、载药微球 TACE、肝动脉灌注化疗）、经皮消融治疗（射频消融、微波消融、冷冻消融、经皮无水乙醇注射治疗）等。局部治疗在靶向肝肿瘤治疗的同时可能会对肝脏正常组织造成一定程度的损伤，导致局部治疗相关性肝损伤。

一、局部治疗相关性肝损伤的机制及表现

（一）血管介入治疗相关性肝损伤

肝动脉化疗栓塞术是用微导管技术，将控瘤药物直接输送到肝部癌组织，并对癌细胞供血动脉进行栓塞。肝损伤是明确的 TACE 后并发症。因栓塞剂在阻塞肿瘤组织供血血管的同时，对周边正常组织亦可产生影响，栓塞后组织缺氧可致肝细胞产生、释放大量自由基，造成肝损伤，并加重肝纤维化程度，TACE 应用的化疗药还会促使肝细胞凋亡，产生细胞毒作用，加重肝损伤。TACE 后出现肝损伤多为短暂，出现肝酶及胆红素水平升高可伴白蛋白下降，通常在 TACE 后 3 周内肝功能会恢复到基线水平。2%~17% 患者在 TACE 术后出现肝衰竭，导致血清转氨酶和胆红素水平明显升高，腹水或肝

性脑病。

TACE 治疗是姑息性疗法，常要多次治疗，长期肝功能影响与反复 TACE 治疗相关。多次 TACE 治疗会加重化疗药累积毒性损伤，引起肝细胞坏死，导致周围正常组织缺血、缺氧加重。由于肝脏血供丰富，肿瘤血管侧支、吻合支建立，即使选择超选择栓塞术，也无法避免少量栓塞剂对病灶周边正常组织的损害，从而导致肝功能损伤加重。另外反复穿刺过程可造成肝脏动脉损伤及闭塞。与此同时，肿瘤治疗过程中 TACE 常与其他局部治疗联用，TACE 联合 RFA 治疗及 TACE 联合放疗较单独 TACE 治疗可能加重肝组织损伤。肝癌治疗常在有慢性肝病及肝硬化患者中进行，因此基础肝功能状态与 TACE 相关肝损伤密切相关，Child-Pugh 评分越高则越易出现肝功能恶化，Child-Pugh B 级肝功能及消化道出血病史是 TACE 术后肝衰竭的风险因素。

局部治疗所致预期肝功能损伤很大程度上与肿瘤位置、肿瘤负担、基础肝功能和操作者技术水平相关。肝癌介入治疗选择性栓塞技术，可能在减少非瘤性肝实质损伤及肝功能恶化发挥关键作用，减低 TACE 中控瘤药物剂量可能减少肝损伤。近年 DEB-TACE 应用增加了局部控制率，减少了栓塞后综合征及全身不良反应。近期一项前瞻性双盲对照研究对比选择性TACE与DEB-TACE治疗HCC，血清胆红素升高、肝酶升高及白蛋白减低发生率均明显低于传统TACE。但DEB-TACE治疗过程中胆道损伤及肝动脉损伤风险相对增高。

肝动脉灌注化疗（HAIC）是经肝动脉直接灌注化疗药使瘤细胞在较高浓度下延长药物暴露时间，减少全身毒性。HAIC治疗相关肝损伤主要与化疗药物肝毒性有关。氟脱氧尿苷FUDR是HAIC常用药物，其半衰期较短（<10分钟），有较强肝脏首过效应，因此导致肝脏药物暴露剂量增加100~400倍，增加肝脏毒性。1项回顾4580例应用肝动脉灌注化疗治疗结直肠肝转移的研究表明，肝损伤发生率约19%，血清转氨酶水平升高常是肝毒性早期表现，碱性磷酸酶和胆红素升高提示更严重的肝损伤。除此之外，胆管硬化是HAIC中胆道损伤表现，常与较大剂量FUDR应用相关。

（二）射频治疗相关性肝损伤

经皮消融是一种有效局部治疗选择，射频消融术（RFA）和微波消融术（MWA）在临床上已广泛用于肝肿瘤治疗。RFA和MWA通过热凝固或蛋白质变性在原位破坏肿瘤，实现组织坏死。射频消融治疗中产生的高热量引起肿瘤细胞不可逆凝固性坏死，热效应导致肝细胞变性坏死可引起肝实质损伤。最初直接热损伤停止后，热效应还产生渐进间接组织损伤，包括细胞凋亡、微血管损伤、缺血再灌注损伤、Kupffer细胞激活、细胞因子表达改变和免疫反应的改变。射频消融相关血管损伤可致肝血管闭塞及局灶性缺血引起缺血性肝细胞死亡和肝体积损失。热损伤引起炎症还可促进炎症细胞因子产生，如IL-1，IL-6和转化坏死因子等，加重全身急性炎症反应，抑制白蛋白合成。RFA过程中还存在热灌效应，靠近大血管肿瘤被消融时，射频消融过程中产生的部分热量由于散热效应，会沿着主血管流向相应的血管灌注区。血管排出的热量作用于肝组织，可导致肝组织损伤、体温升高等变化。当肿瘤体积小时，射频消融所需功率低，持续时间短，热灌效应对局部肝组织损伤较小。但当肿瘤较大时，射频消融所需功率高，持续时间长，可使肿瘤完全失活，同时热灌效应对局部肝组织损伤较大。当RFA电极探针靠近门静脉（<5 mm）时，RFA过程中的热冲洗效应对肝组织及门静脉造成热损伤，表现为肝细胞坏死、凋亡等。在肝瘤射频消融过程中，如

肿瘤与邻近大血管局部不超过 5 mm，术后肝功能损害更明显。射频后肝损伤表现肝酶升高，人血白蛋白下降及 Child-Pugh 评分升高，常很少出现严重肝损伤。肝功能储备良好 Child-Pugh 分级为 A 级或 B 级的患者热消融后很少发生肝功能损害。研究显示肝功能 Child-Pugh B 级、肿瘤数量、病灶直径、消融体积、肿瘤临近大血管（≤5 mm）等因素与术后肝功能损伤发生率增高有关。

（三）冷冻消融相关性肝损伤

冷冻消融治疗目前被认为是一种有效且安全的局部治疗方式。冷冻消融术是通过压缩气体中被输送到冷冻探针的尖端，并通过微小孔隙开始膨胀，达到非常低的温度，形成细胞内冰晶在冷冻组织中心部位形成直接细胞损伤，破坏细胞内细胞器，导致细胞死亡。在解冻阶段，出现短暂充血变化和血管通透性增加，导致毛细血管通透性增加，水肿和微血栓形成，继而出现局部血管损伤。同时部分患者免疫系统对冷冻消融破坏组织致敏，引起冷冻刺激免疫组织损伤。经皮肝瘤冷冻消融在肿瘤组织坏死同时可出现正常肝实质肝细胞损伤，表现为 AST 和 ALT 轻度升高，冷冻消融后转氨酶升高水平与消融区非肿瘤肝脏体积成正比。冷冻消融相关胆红素水平升高常为自限性与小胆管受累有关，严重或持续的高胆红素血症不常见，术后早期严重的胆红素血症（>3.0 mg/dl）可能继发于胆道出血，应密切随访观察排除胆道损伤。

二、局部治疗相关性肝损伤的诊断

（一）与治疗相关的病史

局部治疗相关性肝损伤的诊断首先与局部治疗过程相关。TACE 治疗及射频治疗后的肝损伤常发生于治疗后 3~7 天，通常 TACE 后 3 周内肝功能会恢复到基线水平。射频消融后肝酶升高多在 1 周内恢复，肝功能评分下降可在几个月后恢复到治疗前水平。通常在冷冻消融后 6 小时达到峰值术后 1~2 周下降。

（二）症状及体征

介入治疗后肝损伤患者可表现为乏力、腹部不适、食欲下降及尿色加深及皮肤黄染。射频治疗肝损伤可伴全身炎症反应表现，出现腹部不适体温升高。局部治疗导致严重肝功能障碍可出现乏力、腹水增多、黄疸加重、凝血障碍及肝性脑病等肝衰表现。

（三）肝功能的变化

ALT及AST是具有较高敏感性及特异性的肝细胞损伤标志，介入治疗造成肝缺血缺氧、射频治疗后细胞膜通透性增大，以及冷冻治疗后细胞器损伤均可出现ALT及AST早期升高。此外，肝功能异常还表现为碱性磷酸酶、谷氨酰转移酶水平升高、低白蛋白血症及高胆红素血症。肝硬化患者出现肝功能恶化可表现为Child-Pugh评分增加（≥2分）。

（四）影像学改变

局部治疗导致的轻微肝损伤影像学常无明显改变。肝硬化患者出现肝功能恶化时腹部超声检查可见腹水和肝大。射频治疗相关的肝梗死，由于动脉和门静脉血流同时闭塞而引起的局灶性缺血损伤在增强CT中可表现为楔形无增强区，伴门静脉闭塞区。

三、局部治疗相关性肝损伤的鉴别诊断

局部治疗除对于肝脏可能造成损伤外，还可能影响其他系统疾病，如血液系统抑制、肾脏损伤、胃肠道反应、心肌损伤等。因此肿瘤的局部治疗后可引起全身反应，对导致肝损伤及肝功能恶化的所有病因均应给予鉴别，如化疗药物毒性作用、菌血症、败血症、全身及局部感染、心功能不全肝瘀血、门静脉血栓急性形成、应用肝毒性药物，造血干细胞移植后反应、消化道出血、胆道损伤造成的肝损伤均应进行鉴别诊断。给予咨询、询问病史、密切监测肝脏生物化学及感染指标、评估心功能和肾功能变化、进行全身影像学检查有助于对肝损伤的病因进行鉴别。

四、局部治疗相关性肝损伤的治疗

具体用药参考本指南控瘤药物相关性肝损伤的治疗。

第七章

肿瘤导致的肝损伤

一、肿瘤导致的肝损伤机制

临床上有部分肿瘤患者会出现肝功能异常，如肝癌、肝内外胆管癌、胆囊癌、肝脏转移瘤或血液系统肿瘤等，主要表现为血清转氨酶含量升高，少部分患者会同时出现胆红素升高。肿瘤患者出现肝功能异常原因复杂，肝损伤的发生包含了众多细胞和炎性因子的参与。

（一）肝胆肿瘤相关性肝损伤

1. 原发性肝癌导致的肝损伤

原发性肝癌包括肝细胞癌和胆管细胞癌及其他罕见类型，其中肝细胞癌占 75%~85%。大部分原发性肝癌患者都经历了由慢性肝炎、肝硬化等慢性肝病直至肝癌的长期发展过程。肝细胞炎性坏死是肝炎及肝硬化发生、发展的始动因素，且贯穿病变全过程。再生肝结节压迫并牵拉周围血管和胆管等，从而致血流受阻以致门脉压力升高，妨碍肝细胞与肝窦间营养物质交换，最终加重肝脏损伤。原发性肝癌或肝转移瘤可进一步压迫并牵拉周围血管，使肝脏正常组织结构和血供遭到不同程度破坏，不断发展从而致血流受阻以致门脉压力进一步升高，可出现食管胃底静脉曲张出血、脾肿大、血小板减少等门脉高压症状。原发性肝癌高度倾向于侵犯门静脉，造成门静脉血栓或癌栓，急性期门静脉主干内新鲜血栓或癌栓形成，管腔狭窄或闭塞，管壁轻度炎症；慢性期可见血栓机化再通，完全再通时仅见静脉内膜呈串珠样增厚或残存内膜纤维化，不完全再通时可见管壁纤维化、管腔内大量蔓状血管通路或纤细分隔。门静脉小分支受累闭塞，形成闭塞性门静脉病，镜下可见血栓基本结构及血栓机化现象，血栓内多层胶原纤维预示反复血栓形成，机化血栓内可见肉芽组织及新生血管。原发性肝癌或肝转移瘤压迫门静脉时，造成肝脏血液循环不畅，营养供给不足，严重者可引起门脉高压症、肝功能损伤乃至肝衰竭。

肝内细胞是肝脏发挥生理功能的核心，主要由肝实质细胞（肝细胞）和非实质细胞（内皮细胞、星状细胞、巨噬细胞和淋巴细胞等）构成，其中肝实质细胞约构成肝内细胞总数的 65%，占肝体积的 80%，其数量和体积的绝对优势表明其既是肝脏发挥生理功能的主体，又是肝脏受到"攻击"时受损的核心。原发性肝癌随着病情发展，肝纤维化将不断发展而致门脉压力升高，妨碍肝细胞与肝窦间营养物质交换，最终加重肝损伤。肝受损越严重，肝内质网膜结构破坏也更加明显，肝细胞内线粒体将出现退变，甚至消失，最终致肝细胞坏死。

肝癌患者易出现胆汁淤积及黄疸可能继发于许多原因，包括胆道出血、肿瘤直接浸润到肝外或肝内胆道、肿瘤压迫、肝细胞纤维化、失代偿性肝病或门脉淋巴结病。肿瘤细胞先侵入邻近小胆管上皮下，然后沿胆管壁持续生长至肝外胆管。由于胆管和门静脉一起包裹在Glisson鞘内，所以肿瘤可以侵入这两个结构。胆管肿瘤血栓（BDTT）被认为是预后不良的征象，预后分期系统如日本肝癌研究小组（LCSGJ）HCC分期系统认为BDTT的存在是肝癌晚期的一个指标，类似于大血管浸润，已知大血管侵犯与肝切除术或肝移植术后的高复发率和生存率降低密切相关。另外，在一些肝细胞癌患者中，与肿瘤组织相比，肿瘤周围肝脏中的DNA氧化损伤增加也是造成肝损伤的因素之一。

2.胆系肿瘤导致的肝损伤

胆系肿瘤主要包括胆管癌（肝内胆管癌和肝外胆管癌）和胆囊癌。胆系肿瘤易出现梗阻性黄疸引起胆道梗阻导致胆汁淤积，进而引发肝损伤，甚至引起全身多器官系统发生功能障碍。胆汁酸、胆固醇、胆红素、磷脂等胆汁主要成分在肝损伤中发挥重要作用。肝脏是胆固醇的主要合成器官。胆固醇在肝内的主要代谢去路是转化成胆汁酸随胆汁排出。胆汁酸全部在肝内合成，主要由胆固醇分解而来。胆汁酸在胆汁中以胆盐形式存在。胆盐包括亲水性胆盐和疏水性胆盐，其中亲水性胆盐具有细胞保护作用，而疏水性胆盐具有细胞毒性作用。当胆道梗阻时，胆汁排泄受阻，但肝细胞仍持续分泌胆汁，胆汁中胆盐成分会相应改变，疏水性胆盐升高而亲水性胆盐下降。胆汁酸盐可以通过死亡受体途径和线粒体途径导致肝细胞损伤和凋亡。当胆道发生梗阻时，淤积在肝内的胆汁酸可以通过下调胆固醇 7α-羟化酶1的表达来抑制胆固醇在肝脏中转化为胆汁酸，从而导致胆固醇在肝脏蓄积。胆固醇晶体和游离胆固醇在肝脏中的积累可能导致胆固醇合成途径失调，引起肝脏损伤。胆固醇晶体在因脂毒性致肝细胞发生坏死的过程中可能发挥至关重要的作用。在周围组织中胆固醇晶体被肝脏Kupffer细胞摄取并渗透到巨噬细胞中，从而激活结节样受体蛋3并释放大量的白细胞介素，进而引起肝细胞凋亡或肝脏纤维化。

3.肝脏其他肿瘤导致的肝损伤

肝脏其他肿瘤，包括癌肉瘤、横纹肌肉瘤、上皮样血管内皮瘤和肝母细胞瘤，均较罕见。近年一些罕见类型肝恶性肿瘤时有报道，造成肝损伤机制包括肝纤维化、胆道梗阻及肿瘤破裂出血等，确切细胞和分子机制尚有待进一步研究。

（二）肝外肿瘤合并肝转移导致肝损伤

1.肝外肿瘤合并肝转移导致的肝损伤

多种实体瘤容易出现肝转移，如：结直肠癌、乳腺癌、胰腺癌、肺癌、胃癌等。转移灶压迫肝脏或肝脏结构被破坏时可表现为肝区疼痛、肝肿大、腹水、黄疸等。肝转移过程主要分为在肝组织中形成转移前微环境、定植，再形成转移灶，每一过程有其独特的机制，但亦互相影响。

肝外肿瘤合并肝转移时肿瘤浸润转移引起的肝损伤主要是瘤细胞通过肝细胞表面各种跨膜蛋白进入狄氏腔内定植，形成肝转移灶，从而造成肝组织局部侵袭。当肝转移未得到有效治疗时，肝内转移灶增多增大，肝正常组织结构和血供遭到不同程度破坏，同时压迫阻塞肝内胆管，导致严重的肝功能损伤，血液学检查除了发现

ALT 或 AST 升高外，常合并 TBil 升高且以 DBil 升高为主，影像学检查肝内转移瘤均为弥漫多发或巨大转移性病变。控瘤治疗前无明显影响肝功能的用药史，此时如不能有效控制肿瘤只单纯给予保肝等对症处理无法从根本上改善患者预后。对该部分患者建议首选效率较高且肝毒性较小的药物，并据患者自身耐受情况采取单药、首次用药酌情减量，选择合理的治疗周期等个体化给药模式。

结肠癌易出现肝转移，据统计约 20% 患者首诊结肠癌时即发生同时性肝转移，约 15%~25% 接受根治手术的患者在术后发生肝转移。结肠癌肝转移其在肝组织中的生长方式有：纤维型、膨胀型、替代型。目前认为，结肠癌肝转移的步骤包括细胞外基质的降解、细胞黏附性能的改变、肿瘤细胞局部浸润、肿瘤血管生成、肿瘤细胞循环内播散和免疫逃逸、肿瘤细胞血管内栓塞及肿瘤细胞在新的微环境重新生长等几方面。肝脏本身的间质细胞在此过程发挥重要作用。有研究表明，癌细胞入侵所引起的炎症反应可提高肝窦内皮细胞黏附分子的表达，进而增强癌细胞黏附和跨细胞进入窦周隙的能力，以此逃避 Kupffer 细胞和 NK 细胞的细胞毒效应。肝星形细胞在肝脏肿瘤转移灶形成过程中发挥重要作用。一方面，其可通过分泌趋化因子和细胞因子招募免疫细胞，进而参与转移前微环境的形成；另一方面，促血管生成的因素，如VEGF或血管生成素-1可促进血管新生，为新生转移灶的形成创造有利条件。肝实质细胞也直接或间接地促进肿瘤的转移。在肝脏转移灶形成的过程中，肿瘤细胞往往会黏附于肝细胞并相互作用，肿瘤细胞中负责细胞存活、运动与生长的基因特别是EGF基因家族表达量上调，当阻断肿瘤细胞与肝细胞的相互作用时，肿瘤的转移能力则受到抑制。在乳腺癌肝转移中，替代型是最常见的生长模式，表现为一种非血管生成的模式，保留了间质。乳腺癌也是合并肝转移的常见肿瘤，乳腺癌细胞在肝组织定植前，通过分泌多种因子使表达血管内皮生长因子受体-1的造血干细胞（vascular endothelial growth factor receptor 1+，VEGFR1+）迁移至肝组织中，形成一个富集纤维连接蛋白的微环境，这种微环境有助于循环中的乳腺癌细胞停留在肝组织中。VEGFR1+细胞表达VLA-4，肿瘤特异性生长因子可以上调成纤维细胞中VLA-4的配体，进而提供一个有利于乳腺癌细胞定植的环境。乳腺癌细胞在晚期获得了有助于生长的脉管系统，肝内转移灶迅速增多、增大，肝脏的正常组织结构和血供遭到不同程度的破坏，同时压迫阻塞肝内胆管，导致严重的肝功能损伤，血清转氨酶和胆红素出现不同程度的升高，并出现黄疸、腹水等症状，影像学可表现为肝脏内弥漫性转移病变。另外有研究报道，肿瘤细胞依赖有氧糖酵解消耗更多葡萄糖，从而正常细胞葡萄糖利用减少。结肠癌肝转移导致在正常肝脏组织中葡萄糖耗竭，以及糖原和葡萄糖储存减少，伴随肝脏受损和肝细胞坏死。

2.肝外肿瘤不合并肝转移导致肝损伤

恶性肿瘤伴肝损伤，临床可见于晚期不可切除的胰腺癌，其具有恶性程度高，病死率高的特点，约60%~70%的胰腺癌患者病灶发生在胰头部位，此类患者中有70%~80%会因为中心胆管梗阻而出现胆红素增高。晚期胰腺癌患者多伴有高胆红素血症、肝功能受损，此类患者的治疗较为复杂，缺乏合适的控瘤治疗用药剂量的依据。对于此类基础状况差、肝功能受损的患者，治疗时医师需要充分评价患者肝功能损伤类型、胆红素增高病因。

3.血液肿瘤导致的肝损伤

临床上如有原因不明且进展迅速的肝损伤，需警惕恶性血液病的可能，早期骨髓穿刺活检获得病理结果，明确诊断，可改善患者预后。针对原发病的治疗必须尽快进行，结果随着疾病缓解，肝功能可恢复正常。

化疗前肝损伤者以多脏器浸润为主要表现的肿瘤为多见，如淋巴瘤、白血病等。不仅转氨酶明显增高，而且伴有严重的黄疸。

恶性淋巴瘤引起的继发性肝脏受累较为常见，可发生于约50%的非霍奇金淋巴瘤患者和20%的霍奇金淋巴瘤患者。表现为肝内结节。临床上，不明原因肝脾肿大时，除了感染性因素，需考虑到恶性淋巴瘤的可能，并尽早进行相关检查以协助诊断。原发性肝淋巴瘤是指局限于肝脏和肝周淋巴结的淋巴瘤，在非霍奇金淋巴瘤中所占比例小于1%。患者常有 ALP、胆红素和乳酸脱氢酶升高，影像学上多表现为孤立性肿块。霍奇金淋巴瘤可引起胆管缺失综合征和特发性胆管炎，临床上以胆汁淤积表现为主的患者难以明确病因时也需考虑本病。化疗前即出现肝功能损伤的恶性淋巴瘤患者预后可能较差，合并 HBV 感染也是影响预后的因素之一。AST 升高很明显时，提示淋巴瘤分期较晚。

白血病患者出现肝功能异常亦较常见，肿瘤浸润、各种病原体引起的感染、免疫因素、营养不良等都可导致或促进肝损伤的形成。白血病细胞容易浸润肝脏，急性淋巴细胞白血病与急性非淋巴细胞白血病的肝脏浸润率分别为 75% 和 40%，但尸检发现肝脏受累者均在90% 左右。肝脏浸润最常见的临床表现为肝大，急性白血病患者中约 75% 的患者肝大，程度不一，其肿大程度与病情发展快慢无平行关系。急淋引起的肝大较急非淋常见，肝功能一般正常，常无黄疸。但有文献报道了在急性髓细胞白血病、急性 T 淋巴细胞白血病及 B 淋巴细胞白血病中，肝脏浸润以梗阻性黄疸为主要表现。对于白血病合并肝功能异常的诊治要具体分析病因，并及时处理，以免肝脏受到不可逆转的损害。

部分血液系统疾病以门静脉和肝静脉系统血栓形成为主要表现。易栓症包括遗传性易栓症和获得性易栓症。获得性易栓症主要发生于各种获得性疾病或具有获得性危险因素的患者，包括：抗磷脂综合征、活动性恶性肿瘤、骨髓增殖性肿瘤和阵发性睡眠性血红蛋白尿等，易栓症累及肝脏时，主要表现为门静脉系统和/或腔静脉系统血栓，前者包括急性血栓、慢性血栓、门静脉海绵样变性，后者包括布-加综合征。白血病细胞还可浸入血管，通过癌栓或使血液处于高凝状态形成血栓而继发布-加综合征，尤以急性早幼粒细胞白血病多见。

白血病患者病毒、细菌、真菌感染可能导致肝损伤。白血病患儿机体免疫功能受到抑制时，体内潜伏的病毒易激活或受到新的病毒感染。急性淋巴细胞白血病完全缓解期患儿在维持治疗期间，肝炎病毒感染对肝脏是一个重要的威胁，它与化疗药物对肝脏的毒性有相互促进的作用。肝炎患者化疗药物代谢能力下降，其肝毒性加重，而化疗药物除了直接导致肝损害外，还可通过免疫抑制，增加肝炎病毒感染的机会，促进肝炎病毒携带者体内病毒基因的激活，使肝炎病毒在肝脏细胞内长期存在及反复复制等。在强烈化疗或骨髓移植的血液恶性疾病中，肝炎病毒感染可引起急性重型肝炎。白血病患者在治疗中多有输血史或使用血制品史，输血后可继发丙型病毒性肝炎。巨细胞病毒是一种常见的弱致病因子，白血病患者机体免疫功能低下或抑制时，潜伏病毒可以被激活，导致巨细胞病毒性肝炎。细菌性败血症可以导致肝损伤，常发生在严重粒细胞缺乏阶段。败血症导致肝脏巨噬细胞的吞噬功能和清除内毒素功能受损，引起严重肝衰竭，出现肝性脑病、高氨血症和凝血障碍。另外，细菌内毒素除直接引起肝细胞坏死外，还能诱导肝巨噬细胞释放炎症介质、中性粒细胞释放溶酶体酶，损伤血管内皮细胞，从而激活凝血系统，在肝窦内发生弥散性血管内凝血，导致肝脏微循环障碍，因而引起肝功能受损。此外，白血病患者免疫功能低下，化疗过程中骨髓抑制明显，易导致急性侵袭性真感染及慢性播散性念珠菌病。慢性播散性念珠菌病是全身性侵袭性深部念珠菌感染的一种特殊临床和病理类型，最常见受累的靶器官为肝脾。

4.其他情况导致的肝损伤

同种异体造血干细胞移植是多种恶性血液病的有效治疗方法，如白血病、骨髓瘤。在白血病的治疗中，肝损伤是造血干细胞移植技术常见的并发症，发生肝移植物抗宿主病（graft-versus-host disease，GVHD）是其主要的致病原因之一。肝GVHD在肝损伤症状出现前常有皮疹和胃肠道症状，继而出现黄疸，肝大，血清碱性磷酸酶、γ-谷氨酰基转肽酶显著升高，大于正常值上限20倍，而血清转氨酶升高在正常值上限10倍以内。但也有变异型，表现为血清转氨酶升高为主，总胆红素接近正常，类似肝炎表现。黄疸水平高低与肝 GVHD 的严重程度和死亡率有关，但需排除溶血，肾功能不全等影响因素。发生肝 GVHD 时，常合并感染，是患者死亡的主要原因。这种肝损伤的机制通常是骨髓移植后供者淋巴细胞对受者肝细胞的免疫损伤。

研究发现，多种细胞因子参与造血干细胞移植后肝损伤。IL-1β 和 IL-18 在异基因造血干细胞移植后，在肝组织中显著升高并引起严重的肝脏炎性损伤。

二、肿瘤导致肝损伤的诊断

肝损伤主要表现为血清转氨酶等酶学指标增高、胆红素代谢异常、物质合成功能障碍及生物降解功能下降，临床表现主要是恶心、呕吐、消化功能障碍、眼黄、尿黄、不适伴乏力、纳差等全身症状，部分患者仅体检发现。

肿瘤本身引起的肝损伤主要由肝脏原发肿瘤或转移瘤浸润引起，血液系统肿瘤包括淋巴瘤、白血病、多发性骨髓瘤等侵犯肝脏也可导致肝损伤。诊断主要通过详细询问病史、临床表现、血清生化、影像学、组织学检查等排除其他病因所引起的肝损伤，要点如下。①临床表现为恶心呕吐、纳差、黄疸等肝功能异常症状，还可能伴有恶性肿瘤特有的症状，如原因不明的肝区疼痛、上腹饱胀、食欲减退、乏力、消瘦、不明原因的低热等。②常常有肝大，肝区叩痛，腹水等体征。③血清学指标，如血清转氨酶等酶类指标增高、胆红素升高、白蛋白降低及凝血异常等。④可结合超声、CT、MRI、PET、肝穿刺活检、骨髓穿刺活检等辅助检查。

三、肿瘤导致肝损伤的鉴别诊断

肿瘤本身引起的肝损伤的鉴别诊断需要排除其他炎症性、酒精性、自身免疫性、药物性等因素，尤其是药物性肝损伤。另外，肿瘤直接导致肝损伤也需要与控瘤治疗导致的肝损伤进行仔细鉴别。

参见本指南控瘤药物导致肝损伤的鉴别诊断。

四、肿瘤导致肝损伤的治疗

肿瘤本身导致的肝损伤，如肝癌或结直肠癌肝转移等导致的肝功能受损常错误地被归结于药物性肝损伤，肿瘤本身导致的肝功能损伤必须积极控瘤治疗，而不是保肝治疗，肿瘤本身导致的肝损伤使用保肝药物常效果不佳。需特别指出的是：恶性程度高、进展快、合并肝转移或肝脏侵犯的恶性肿瘤，如小细胞肺癌、淋巴瘤等，确诊后需尽快控瘤治疗，治疗方案选择尽可能在保证有效的前提下，选择对肝功能影响小的控瘤药物，并密切监测肝功能。通常情况下，肿瘤得到有效控制后，肝功能会有所好转。

（一）肝癌导致肝损伤的治疗

在积极治疗原发病的同时，对合并有 HBV 感染，特别是病毒复制活跃的肝癌患者，口服核苷（酸）类似物抗病毒治疗应贯穿治疗全程。宜选择强效低耐药的药物，如恩替卡韦、替诺福韦酯或丙酚替诺福韦等。

对于 HBV 相关肝癌患者，HBV-DNA 阳性肝癌患者接受抗 HBV 治疗可减少肝癌术后复发，提高总体生存率。抗病毒药物应选择快速、强效的 NAs（恩替卡韦、TDF 或 TAF）。无禁忌证患者也可应用干扰素 α。HBsAg 阳性而 HBV-DNA 阴性的肝癌患者接受肝脏切除、肝动脉化学治疗栓塞术、放射治疗或全身化学治疗时，都可能出现 HBV 再激活，建议使用恩替卡韦、TDF 或 TAF 进行抗病毒治疗。对于代偿期乙型肝炎肝硬化患者，推荐采用恩替卡韦、TDF 或 TAF 进行长期抗病毒治疗，或采用聚乙二醇干扰素 α（Peg-IFN-α）治疗，但需密切监测相关不良反应。对于失代偿期乙型肝炎硬化患者，推荐采用恩替卡韦或 TDF 长期治疗，禁用干扰素治疗，若必要可以应用 TAF 治疗。

对 HCV 相关肝癌患者，如果有肝炎活动，建议直接行抗病毒药物或聚乙二醇干扰素 α 联合利巴韦林抗病毒治疗。肝癌患者在自然病程中或治疗过程中可能会伴随肝功能异常，应及时适当地使用具有抗炎、降酶、抗氧化、解毒、利胆和肝细胞膜修复保护作用的保肝药物。此外，某些中药成分如复方苦参注射液联合保肝药物治疗能协同改善原发性肝癌患者的肝功能损伤，并且对癌性疼痛有一定镇痛作用，并能降低曲马多不良反应发生率。

（二）其他部位肿瘤肝转移导致肝损伤的治疗

其他部位肿瘤肝转移导致肝损伤首先应重视原发肿瘤的治疗。当原发肿瘤未得到有效治疗时，肝内转移灶也随之增多、增大，肝脏的正常组织结构和血供遭到不同程度的破坏，同时压迫阻塞肝内胆管，导致严重的肝功能损伤，血液学检查除了发现 ALT 或 AST 升高外，常合并胆红素升高并且以直接胆红素为主，影像学检查显示肝内弥漫性转移性病变。此时如果不能有效控制肿瘤只单纯给予保肝等对症处理无法从根本上改善患者预后。实体瘤并发肝转移引起重度肝功能异常患者，如果前期治疗不充分，继续行解救治疗仍然可能有效，但是建议首选效率较高的治疗，如化疗联合靶向治疗，同时注意选择肝脏毒性较小的药物，并根据患者自身耐受情况采取单药或者联合用药、首次用药酌情减量，选择合理的治疗周期等个体化给药模式。

另外针对 HBsAg 阳性的肿瘤患者，预防性抗病毒治疗至关重要。

（三）血液系统肿瘤导致肝损伤的治疗

积极治疗原发病，兼顾肝损伤的处理，如进行保肝、抗炎、退黄等治疗。具体用药参考本指南控瘤药物相关性肝损伤的治疗。

参考文献

1. Mudd T W，Guddati A K.Management of hepatotoxicity of chemotherapy and targeted agents. Am J Cancer Res，2021，11(7)：3461-3474.

2. Meunier L，Larrey D.Chemotherapy-associated steatohepatitis.Ann Hepatol，2020，19（6）：597-601.

3. Postow M A，Sidlow R，Hellmann M D.Immune-related adverse events associated with immune checkpoint blockade.N Engl J Med，2018，378（2）：158-168.

4. Eslam M，Sanyal A J，George J，et al.MAFLD：a consensus-driven proposed nomenclature for metabolic associated fatty liver disease. Gastroenterology，2020，158（7）：1999-2014.e1.

5. Fujiwara K，Fukuda Y，Yokosuka O.Precise histological evaluation of liver biopsy specimen is indispensable for diagnosis and treatment of acute-onset autoimmune hepatitis.J Gastroenterol，2008，43（12）：951-958.

6. Shen T，Liu Y，Shang J，et al.Incidence and etiology of drug-induced liver injury in mainland China. Gastroenterology，2019，156（8）：2230-2241.e11.

7. Sequist L V, Yang J C, Yamamoto N, et al. Phase III study of afatinib or cisplatin plus pemetrexed in patients with metastatic lung adenocarcinoma with EGFR mutations. J Clin Oncol, 2013, 31 (27): 3327-3334.

8. Maemondo M, Inoue A, Kobayashi K, et al. Gefitinib or chemotherapy for non-small-cell lung cancer with mutated EGFR. N Engl J Med, 2010, 362 (25): 2380-2388.

9. Galluzzi L, Humeau J, Buqué A, et al. Immunostimulation with chemotherapy in the era of immune checkpoint inhibitors. Nat Rev Clin Oncol, 2020, 17 (12): 725-741.

10. Suzman D L, Pelosof L, Rosenberg A, et al. Hepatotoxicity of immune checkpoint inhibitors: an evolving picture of risk associated with a vital class of immunotherapy agents. Liver Int, 2018, 38 (6): 976-987.

11. Wolchok J D, Neyns B, Linette G, et al. Ipilimumab monotherapy in patients with pretreated advanced melanoma: a randomised, double-blind, multicentre, phase 2, dose-ranging study. Lancet Oncol, 2010, 11

（2）: 155-164.

12. Hanahan D, WeinbergR A. Hallmarks of cancer: the next generation.Cell, 2011, 144 (5): 646-674.

13. Larkin J, Hodi F S, Wolchok J D.Combined nivolumab and ipilimumab or monotherapy in untreated melanoma. N Engl J Med, 2015, 373 (13): 1270 -1271.

14. Devarbhavi H, Aithal G, Treeprasertsuk S, et al.Drug-induced liver injury: Asia Pacific Association of Study of Liver consensus guidelines. Hepatol Int, 2021, 15 （2）: 258-282.

15. Seufferlein T, Bachet J B, Van Cutsem E, et al.Pancre-atic adenocarcinoma: ESMO-ESDO clinical practice guidelines for diagnosis, treatment and follow-up. Ann Oncol, 2012, 23 Suppl 7: vii33-40.

16. Cao H, Huang T, Dai M,et al.Tumor microenvironment and its implications for antitumor immunity in cholangio-carcinoma: future perspectives for novel therapies. Int J Biol Sci, 2022, 18 (14): 5369-5390.

17. Alard E, Butnariu A B, Grillo M,et al.Advances in anti-cancer immunotherapy: Car-T cell, checkpoint inhibi-

tors, dendritic cell vaccines, and oncolytic viruses, and emerging cellular and molecular targets. Cancers, 2020, 12(7): 1826.

18. Wang D R, Wu X L, Sun Y L. Therapeutic targets and biomarkers of tumor immunotherapy: response versus non-response. Signal Transduct Target Ther, 2022, 7 (1): 331.

19. Fontana R J, Liou I, Reuben A, et al. AASLD practice guidance on drug, herbal, and dietary supplement-induced liver injury. Hepatology, 2023, 77 (3): 1036-1065.

20. Cheng A L, Hsu C, Chan S L, et al. Challenges of combination therapy with immune checkpoint inhibitors for hepatocellular carcinoma. J Hepatol, 2020, 72 (2): 307-319.

21. Peeraphatdit T B, Wang J, Odenwald M A, et al. Hepatotoxicity from immune checkpoint inhibitors: a systematic review and management recommendation. Hepatology, 2020, 72 (1): 315-329.

22. Affolter T, Llewellyn H P, Bartlett D W, et al. Inhibi-

tion of immune checkpoints PD-1, CTLA-4, and IDO1 coordinately induces immune-mediated liver injury in mice.PLoS One, 2019, 14 (5): e0217276.

23. Bagchi S, Yuan R, Engleman EG.Immune checkpoint inhibitors for the treatment of cancer: clinical impact and mechanisms of response and resistance. Annu Rev Pathol, 2021, 16: 223-249.

24. Malnick S D H, Abdullah A, Neuman M G.Checkpoint inhibitors and hepatotoxicity. Biomedicines, 2021, 9 (2): 101.

25. 王宇, 李钊颖, 李爽, 等.免疫检查点抑制剂所致肝脏不良反应的研究进展.临床肝胆病杂志, 2022, 38 (1): 220-223.

26. Shi S, Yao L, Guo K, et al.Hepatocellular toxicity of oxalicumone A via oxidative stress injury and mitochondrial dysfunction in healthy human liver cells.Mol Med Rep, 2018, 17 (1): 743-752.

27. Fan S, Zhang C, Luo T, et al.Limonin: a review of its pharmacology, toxicity, and pharmacokinetics. Molecules, 2019, 24 (20): 3679.

28.Zhang F，Zhou Y，Yang X，et al. Gynura Rhizoma containing pyrrolizidine alkaloids induces the hepatic sinusoidal obstruction syndrome in mice via upregulating fibrosis-related factors. Acta Pharmacol Sin，2019，40（6）：781-789.

29.Quan Y，Gong L，He J，et al.Aloe emodin induces hepatotoxicity by activating NF-κB inflammatory pathway and P53 apoptosis pathway in zebrafish. Toxicol Lett，2019，306：66-79.

30.Vuppalanchi R，Bonkovsky H L，Ahmad J,et al.Garcinia cambogia, either alone or in combination with green tea，causes moderate to severe liver injury.Clin Gastroenterol Hepatol，2022，20（6）：e1416-e1425.

31.Feng H，Wu Y Q，Xu Y S，et al.LC-MS-based metabolomic study of oleanolic acid-induced hepatotoxicity in mice.Front Pharmacol，2020，11：747.

32.涂灿，王伽伯，肖小河，等.何首乌炮制前后对大鼠肝脏的损伤比较及敏感指标筛选.中国中药杂志，2015，4，654-660.

33.Teschke R.Traditional Chinese medicine induced liver injury.J Clin Transl Hepatol，2014，2（2）：80-94.

34. Chalasani N P，Maddur H，Russo M W，et al. ACG clinical guideline：diagnosis and management of idiosyncratic drug-induced liver injury. Am J Gastroenterol，2021，116（5）：878-898.

35. European Association for the Study of the Liver. EASL clinical practice guidelines：drug-induced liver injury.J Hepatol，2019，70（6）：1222-1261.

36. 中华医学会消化病学分会.药物性肝损伤基层诊疗指南（实践版2019）.中华全科医师杂志，2020，19（10）：876-881.

37. Hazhirkarzar B，Khoshpouri P，Shaghaghi M，et al. Current state of the art imaging approaches for colorectal liver metastasis.Hepatobiliary Surg Nutr，2020，9（1）：35-48.

38. Delire B，De Martin E，Meunier L，et al.Immunotherapy and gene therapy：new challenges in the diagnosis and management of drug-induced liver injury.Front Pharmacol，2022，12：786174.

39. Fontana R J，Liou I，Reuben A，et al.AASLD practice

guidance on drug, herbal, and dietary supplement-induced liver injury.Hepatology, 2023, 77（3）: 1036-1065.

40. Kleiner D E. Histopathological challenges in suspected drug-induced liver injury. Liver Int, 2018, 38（2）: 198-209.

41. Kleiner D E.The histopathological evaluation of drug-induced liver injury.Histopathology, 2017, 70（1）: 81-93.

42. Gasmi B, Kleiner D E. Liver histology: diagnostic and prognostic features.Clin Liver Dis, 2020, 24（1）: 61-74.

43. Goodman Z D.Phenotypes and pathology of drug-induced liver disease.Clin Liver Dis, 2017, 21（1）: 89-101.

44. Andrade R J, Chalasani N, Björnsson E S, et al.Drug-induced liver injury. Nat Rev Dis Primers, 2019, 5（1）: 58.

45. Hayashi P H, Lucena M I, Fontana R J, et al. A revised electronic version of RUCAM for the diagnosis of DILI.Hepatology, 2022, 76（1）: 18-31.

46. Leal S，Rocha L，Silva A，et al.Evaluation of progressive hepatic histopathology in long-term tamoxifen therapy.Pathol Res Pract，2018，214（12）：2115-2120.

47. Bessone F，Robles-Diaz M，Hernandez N，et al. Assessment of serious acute and chronic idiosyncratic drug-induced liver injury in clinical practice.Semin Liver Dis，2019，39（3）：381-394.

48. Palmer M，Regev A，Lindor K，et al.Consensus guidelines：best practices for detection，assessment and management of suspected acute drug-induced liver injury occurring during clinical trials in adults with chronic cholestatic liver disease.Aliment Pharmacol Ther，2020，51（1）：90-109.

49. US Department of Health and Human Services，National Institutes of Health，National Cancer Institute. Common Terminology Criteria for Adverse Events (CTCAE) Version 5，2022.

50. Chalasani N P，Maddur H，Russo M W，et al. ACG clinical guideline：diagnosis and management of idiosyncratic drug-induced liver injury. Am J Gastroenterol，

2021，116（5）：878-898.

51.Fontana R J，Liou I，Reuben A，et al.AASLD practice guidance on drug，herbal，and dietary supplement-induced liver injury.Hepatology，2023，77（3）：1036-1065.

52.Hassan A，Fontana R J.The diagnosis and management of idiosyncratic drug-induced liver injury. Liver Int，2019，39（1）：31-41.

53.Delire B，De Martin E，Meunier L，et al. Immunotherapy and gene therapy：new challenges in the diagnosis and management of drug-induced liver injury.Front Pharmacol，2022，12：786174.

54.Da Cunha T，Wu G Y，Vaziri H.Immunotherapy-induced hepatotoxicity：a review.J Clin Transl Hepatol，2022，10（6）：1194-1204.

55.Aghemo A，Alekseeva O P，Angelico F，et al.Role of silymarin as antioxidant in clinical management of chronic liver diseases：a narrative review.Ann Med，2022，54（1）：1548-1560.

56.Tang J，Gu J，Chu N，et al.Efficacy and safety of bicyclol for treating patients with idiosyncratic acute drug-induced liver injury: a multicenter, randomized, phase II trial.Liver Int, 2022, 42（8）: 1803-1813.

57. Li Y, Chen A, Li Z, et al.Effectiveness of polyene phosphatidylcholine and its combination with other drugs in patients with liver diseases based on real-world research.Expert Rev Clin Pharmacol, 2022, 5（11）: 1363-1375.

58. Niu H, Sanabria-Cabrera J, Alvarez-Alvarez I, et al. Prevention and management of idiosyncratic drug-induced liver injury: systematic review and meta-analysis of randomised clinical trials.Pharmacol Res, 2021, 164: 105404.

59. Albeltagy R S, Dawood S M, Mumtaz F, et al.Antioxidant capacity of N-acetylcysteine against the molecular and cytotoxic implications of cadmium chloride leading to hepatotoxicity and vital progression.Environ Sci Pollut Res Int, 2023, 30（9）: 23237-23247.

60. Wang M L, Yin X J, Li X L, et al.Retrospective analysis of the clinical efficacy of N-acetylcysteine in the

treatment of hepatitis B virus related acute-on-chronic liver failure.Front Med, 2021, 8: 724224.

61. Squires R H, Dhawan A, Alonso E, et al.Intravenous N-acetylcysteine in pediatric patients with nonacetaminophen acute liver failure: a placebo-controlled clinical trial.Hepatology, 2013, 57 (4): 1542-1549.

62. Peeraphatdit T B, Wang J, Odenwald M A, et al.Hepatotoxicity from immune checkpoint inhibitors: a systematic review and management recommendation.Hepatology, 2020, 72 (1): 315-329.

63. Thompson J A, Schneider B J, Brahmer J, et al.Management of immunotherapy-related toxicities, Version 1.2022, NCCN Clinical Practice Guidelines in Oncology.J Natl Compr Canc Netw, 2022, 20 (4): 387-405.

64. European Association for the Study of the Liver.EASL recommendations on treatment of hepatitis C: final update of the series.J Hepatol, 2020, 73 (5): 1170-1218.

65. Yang H, Yao Z, Zhou X, et al.Immune-related adverse events of checkpoint inhibitors: insights into im-

munological dysregulation. Clin Immunol, 2020, 213: 108377.

66. Saliba F, Bañares R, Larsen F S, et al. Artificial liver support in patients with liver failure: a modified DEL-PHI consensus of international experts. Intensive Care Med, 2022, 48 (10): 1352-1367.

67. Larsen F S. Artificial liver support in acute and acute-on-chronic liver failure. Curr Opin Crit Care, 2019, 25 (2): 187-191.

68. Schlegel A, Foley D P, Savier E, et al. Recommendations for donor and recipient selection and risk prediction: working group report from the ILTS consensus conference in DCD liver transplantation. Transplantation, 2021, 105 (9): 1892-1903.

69. Costentin C E, Bababekov Y J, Zhu A X, et al. Is it time to reconsider the milan criteria for selecting patients with hepatocellular carcinoma for deceased-donor liver transplantation? Hepatology, 2019, 69 (3): 1324-1336.

70. Søreide J A, Deshpande R. Post hepatectomy liver failure

（PHLF）- recent advances in prevention and clinical management.Eur J Surg Oncol，2021，47（2）：216-224.

71. Gilg S，Sandström P，Rizell M，et al.The impact of post-hepatectomy liver failure on mortality：a population-based study. Scand J Gastroenterol，2018，53（10-11）：1335-1339.

72. Reissfelder C，Rahbari N N，Koch M，et al.Postoperative course and clinical significance of biochemical blood tests following hepatic resection. Br J Surg，2011，98（6）：836-844.

73. Balzan S，Belghiti J，Farges O，et al.The "50-50 criteria" on postoperative day 5：an accurate predictor of liver failure and death after hepatectomy. Ann Surg，2005，242（6）：824-828.

74. 方驰华，卢绮萍，刘允怡，等.复杂性肝脏肿瘤三维可视化精准诊治指南（2019版）.中国实用外科杂志，2019，39（8）：766-774.

75. 中华医学会数字医学分会.数字智能联合吲哚菁绿分子荧光导航肝切除术中国专家共识（2021年版）.中

国实用外科杂志，2022，42（3）：11.

76.中华医学会感染病学分会，肝脏炎症及其防治专家共识专家委员会.肝脏炎症及其防治专家共识.中国实用外科杂志，2022，42（3）：274-284.

77.Silva ANS，Greensmith M，Praseedom R K，et al.Early derangement of INR predicts liver failure after liver resection for hepatocellular carcinoma.Surgeon，2022，20（5）：e288-e295.

78.董家鸿，郑树森，陈孝平，等.肝切除术前肝脏储备功能评估的专家共识（2011版）.中华消化外科杂志，2011，10（1）：20-25.

79.孙惠川，沈英皓，李小龙，等.肝脏储备功能与肝癌术式选择.中国实用外科杂志，2018，38（4）：4-5.

80.Llop E，Berzigotti A，Reig M，et al.Assessment of portal hypertension by transient elastography in patients with compensated cirrhosis and potentially resectable liver tumors.J Hepatol，2012，56（1）：103-108.

81.Schneider P D.Preoperative assessment of liver function.Surg Clin North Am，2004，84（2）：355-373.

82.Kamath P S，Wiesner R H，Malinchoc M，et al.A model to predict survival in patients with end-stage liver disease.Hepatology, 2001, 33 (2): 464-470.

83. Johnson P J, Berhane S, Kagebayashi C, et al.Assessment of liver function in patients with hepatocellular carcinoma: a new evidence-based approach the ALBI grade.J Clin Oncol, 2015, 33 (6): 550-558.

84. Marasco G, Alemanni LV, Colecchia A, et al.Prognostic value of the albumin-bilirubin grade for the prediction of post-hepatectomy liver failure: a systematic review and meta-analysis.J Clin Med, 2021, 10 (9): 2011.

85. Shirata C,, Kokudo T, Arita J, et al.Albumin-Indocyanine Green Evaluation (ALICE) grade combined with portal hypertension to predict post-hepatectomy liver failure. Hepatol Res, 2019, 49 (8): 942-949.

86. Schnitzbauer A A, Lang S A, Goessmann H, et al. Right portal vein ligation combined with in situ splitting induces rapid left lateral liver lobe hypertrophy enabling 2-staged extended right hepatic resection in small-for-size settings.Ann Surg, 2012, 255 (3): 405-414.

87. 中国抗癌协会. 肝门部胆管癌规范化诊治专家共识（2015）. 中华肝胆外科杂志，2015，21（8）：505-511.

88. Shen Z，Zhang J，Zhao S，et al. Preoperative biliary drainage of severely obstructive jaundiced patients decreases overall postoperative complications after pancreaticoduodenectomy： a retrospective and propensity score-matched analysis. Pancreatology，2020，20（3）：529-536.

89. 蒋贝格，周伟平. 肝切除术后肝衰竭早期诊断及预防. 中华肝脏外科手术学电子杂志，2018，5（3）：345-349.

90. 吴健雄. 肝癌肝切除围手术期管理中国专家共识（2021版）. 中华肿瘤杂志，2021，43（4）：414-430.

91. 中华医学会外科学分会. 外科病人围手术期液体治疗专家共识（2015）. 中国实用外科杂志，2015，35（9）：960-966.

92. 中华医学会外科学分会肝脏外科学组. 肝切除术围手术期管理专家共识. 中国实用外科杂志，2017，37

（5）：523-530.

93.Teh S H，Nagorney D M，Stevens S R，et al.Risk factors for mortality after surgery in patients with cirrhosis. Gastroenterology，2007，132（4）：1261-1269.

94.Huo Y R，Eslick G D.Transcatheter arterial chemoembolization plus radiotherapy compared with chemoembolization alone for hepatocellular carcinoma：a systematic review and meta-analysis.JAMA Oncol，2015，1（6）：756-765.

95.De La Pinta Alonso C.Radiation-induced liver disease in the era of SBRT：a review.Expert Rev Gastroenterol Hepatol，2020，14（12）：1195-1201.

96.Pan C C，Kavanagh B D，Dawson L A，et al.Radiation-associated liver injury.Int J Radiat Oncol Biol Phys，2010，76（3）：94-100.

97.Fernandez-Ros N，Iñarrairaegui M，Paramo J A，et al. Radioembolization of hepatocellular carcinoma activates liver regeneration，induces inflammation and endothelial stress and activates coagulation.Liver Int，2015，35（5）：1590-1596.

98. Guha C, Kavanagh B D. Hepatic radiation toxicity: avoidance and amelioration.Semin Radiat Oncol, 2011, 21（4）: 256-263.

99. Cheng J C, Wu J K, Lee P C, et al.Biologic susceptibility of hepatocellular carcinoma patients treated with radiotherapy to radiation-induced liver disease.Int J Radiat Oncol Biol Phys, 2004, 60（5）: 1502-1509.

100. van der Velden S, Braat M N G J A, Labeur T A, et al.A pilot study on hepatobiliary scintigraphy to monitor regional liver function in 90Y radioembolization.J Nucl Med, 2019, 60（10）: 1430-1436.

101. Kim T H, Kim D Y, Park J W, et al.Dose-volumetric parameters predicting radiation-induced hepatic toxicity in unresectable hepatocellular carcinoma patients treated with three-dimensional conformal radiotherapy. Int J Radiat Oncol Biol Phys, 2007, 67（1）: 225-231.

102. Liang S X, Zhu X D, Xu Z Y, et al.Radiation-induced liver disease in three-dimensional conformal radiation therapy for primary liver carcinoma: the risk

factors and hepatic radiation tolerance.Int J Radiat On-
col Biol Phys, 2006, 65（2）：426-434.

103.Ingold J A, Reed G B, Kaplan H S, et al. Radiation
hepatitis. Am J Roentgenol Radium Ther Nucl Med,
1965, 93：200-208.

104.Kim J, Jung Y.Radiation-induced liver disease：cur-
rent understanding and future perspectives. Exp Mol
Med, 2017, 49（7）：e359.

105.Sun J,, Zhang A, Li W, et al.Biologically effective
dose（BED）escalation of stereotactic body radiothera-
py（SBRT）for hepatocellular carcinoma patients（≤5
cm）with CyberKnife：protocol of study.Radiat Oncol,
2020, 15（1）：20.

106.Russell A H, Clyde C, Wasserman T H, et al.Accel-
erated hyperfractionated hepatic irradiation in the man-
agement of patients with liver metastases：results of the
RTOG dose escalating protocol.Int J Radiat Oncol Biol
Phys, 1993, 27（1）：117-123.

107.Xu Z Y, Liang S X, Zhu J, et al.Prediction of radia-
tion-induced liver disease by Lyman normal-tissue

complication probability model in three-dimensional conformal radiation therapy for primary liver carcinoma. Int J Radiat Oncol Biol Phys，2006，65（1）：189-195.

108. Prayongrat A，Kobashi K，Ito Y M，et al.The normal tissue complication probability model-based approach considering uncertainties for the selective use of radiation modality in primary liver cancer patients.Radiother Oncol，2019，135：100-106.

109. 王冬梅，高世乐，芦东徽，等.原发性肝癌放射治疗的疗效及放射性肝损伤的相关影响因素分析.安徽医药，2022，26（2）：243-246.

110. Rusthoven K E，Kavanagh B D，Cardenes H，et al. Multi-institutional phase I/II trial of stereotactic body radiation therapy for liver metastases. J Clin Oncol，2009，27（10）：1572-1578.

111. Matesan M M，Bowen S R，Chapman T R，et al.Assessment of functional liver reserve：old and new in 99mTc-sulfur colloid scintigraphy.Nucl Med Commun，2017，38（7）：577-586.

112.Sanuki N, Takeda A, Oku Y, et al. Threshold doses for focal liver reaction after stereotactic ablative body radiation therapy for small hepatocellular carcinoma depend on liver function: evaluation on magnetic resonance imaging with Gd-EOB-DTPA.Int J Radiat Oncol Biol Phys, 2014, 88 (2): 306-311.

113.Tsegmed U, Kimura T, Nakashima T, et al.Functional image-guided stereotactic body radiation therapy planning for patients with hepatocellular carcinoma. Med Dosim, 2017, 42 (2): 97-103.

114.Wang H, Feng M, Jackson A, et al.Local and global function model of the liver.Int J Radiat Oncol Biol Phys, 2016, 94 (1): 181-188.

115.Feng M, Smith D E, Normolle D P, et al.A phase I clinical and pharmacology study using amifostine as a radioprotector in dose-escalated whole liver radiation therapy.Int J Radiat Oncol Biol Phys, 2012, 83 (5): 1441-1447.

116.Seidensticker M, Seidensticker R, Damm R, et al. Prospective randomized trial of enoxaparin, pentoxifyl-

line and ursodeoxycholic acid for prevention of radia-
tion-induced liver toxicity.PLoS One，2014，9（11）：
e112731.

117.Qu K，Yan Z，Wu Y，et al.Transarterial chemoembo-
lization aggravated peritumoral fibrosis via hypoxia-in-
ducible factor-1α dependent pathway in hepatocellular
carcinoma.J Gastroenterol Hepatol，2015，30（5）：
925-932.

118.Wang Y，Xiong B，Liang B，et al.Hepatic parenchy-
mal changes following transcatheter embolization and
chemoembolization in a rabbit tumor model.PLoS One，
2013，8（8）：e70757.

119.Buijs M，Vossen J A，Frangakis C，et al.Nonresect-
able hepatocellular carcinoma：long-term toxicity in
patients treated with transarterial chemoembolization，
single-center experience.Radiology，2008，249（1）：
346- 354.

120.Lu L，Zeng J，Wen Z，et al.Transcatheter arterial che-
moembolisation followed by three-dimensional confor-
mal radiotherapy versus transcatheter arterial chemoem-

bolisation alone for primary hepatocellular carcinoma in adults. Cochrane Database Syst Rev, 2019, 2 (2): CD012244.

121. Li J X, Wu H, Huang J W, et al. The influence on liver function after transcatheter arterial chemoembolization combined with percutaneous radiofrequency ablation in patients with hepatocellular carcinoma. J Formos Med Assoc, 2012, 111 (9): 510-515.

122. Choi T W, Kim H C, Lee J H, et al. The Safety and clinical outcomes of chemoembolization in Child-Pugh class C patients with hepatocellular carcinomas. Korean J Radiol, 2015, 16 (6): 1283-1293.

123. Ikeda M, Arai Y, Inaba Y, et al. Conventional or drug-eluting beads? Randomized controlled study of chemoembolization for hepatocellular carcinoma: JIV-ROSG-1302. Liver Cancer, 2022, 11 (5): 440-450.

124. Kelly R J, Kemeny N E, Leonard G D. Current strategies using hepatic arterial infusion chemotherapy for the treatment of colorectal cancer. Clin Colorectal Cancer,

2005，5（3）：166-174.

125.Datta J，Narayan R R，Kemeny N E，et al.Role of hepatic artery infusion chemotherapy in treatment of initially unresectable colorectal liver metastases：a review.JAMA Surg，2019，154（8）：768-776.

126. Wake T，Tateishi R，Nakagomi R，et al.Ischemic complications after percutaneous radiofrequency ablation of liver tumors: liver volume loss and recovery.Hepatol Res，2019，49（4）：453-461.

127.Lee D H，，Lee J M，Yoon J H，et al.Thermal injury-induced hepatic parenchymal hypoperfusion：risk of hepatocellular carcinoma recurrence after radiofrequency ablation.Radiology，2017，282（3）：880-891.

128.陈敏山.中国肿瘤整合诊治指南-肝癌（2022精简版）.中国肿瘤临床，2022，49（17）：865-873.

129.Lee W S，Yang H，Chon H J，et al.Combination of anti-angiogenic therapy and immune checkpoint blockade normalizes vascular-immune crosstalk to potentiate cancer immunity.Exp Mol Med，2020，52（9）：1475-1485.

130. Ioannou G N.The role of cholesterol in the pathogenesis of NASH.Trends Endocrinol Metab，2016，27（2）：84-95.

131. 王竞翊，马奇，夏添松，等.乳腺癌肝转移的机制及治疗.中国肿瘤外科杂志，2020，12（4）：375-379.

132. 马玉花，邹亚伟，陈福雄，等.白血病肝损伤的研究进展.中国小儿血液与肿瘤杂志，2013，18（2）：93-96.

133. 王贵强，王福生，庄辉，等.慢性乙型肝炎防治指南（2019年版）.中国病毒病杂志，2020，10（01）：1-25.

134. 陈桦.预防性抗病毒治疗对HBsAg阳性的老年肺癌患者肝功能损伤及HBV再激活的影响.实用临床医药杂志，2020，24（7）：37-39.